歩く力

骨ストレッチ式ウォーキング

松村 卓
Takashi Matsumura

文藝春秋

目次

第1章 あなたの「歩き方」は大丈夫？ 53

第2章 自然でラクな歩き方を取り戻す 71

1

あなたは〝体にいい歩き方〟を知っていますか？

心地よい体を手に入れるために、まずは自分の歩き方を知ることから始めましょう。

あなたは、普段、母趾球《ぼしきゅう》（足の裏の親指の付け根にあるふくらみ）で地面を蹴りあげて、膝下を体よりも前に振り出して歩いていませんか？

いまあなたが正しいと思い込んでいるその歩き方こそが、実は脚の筋肉だけに頼った体に負担をかける歩き方なのです。

筋力ではなく、骨（骨格）を意識すれば、今よりもずっと効率的にラクに歩けるようになります。

そのためのコツは、「体の重さを利用して歩く」ことです。

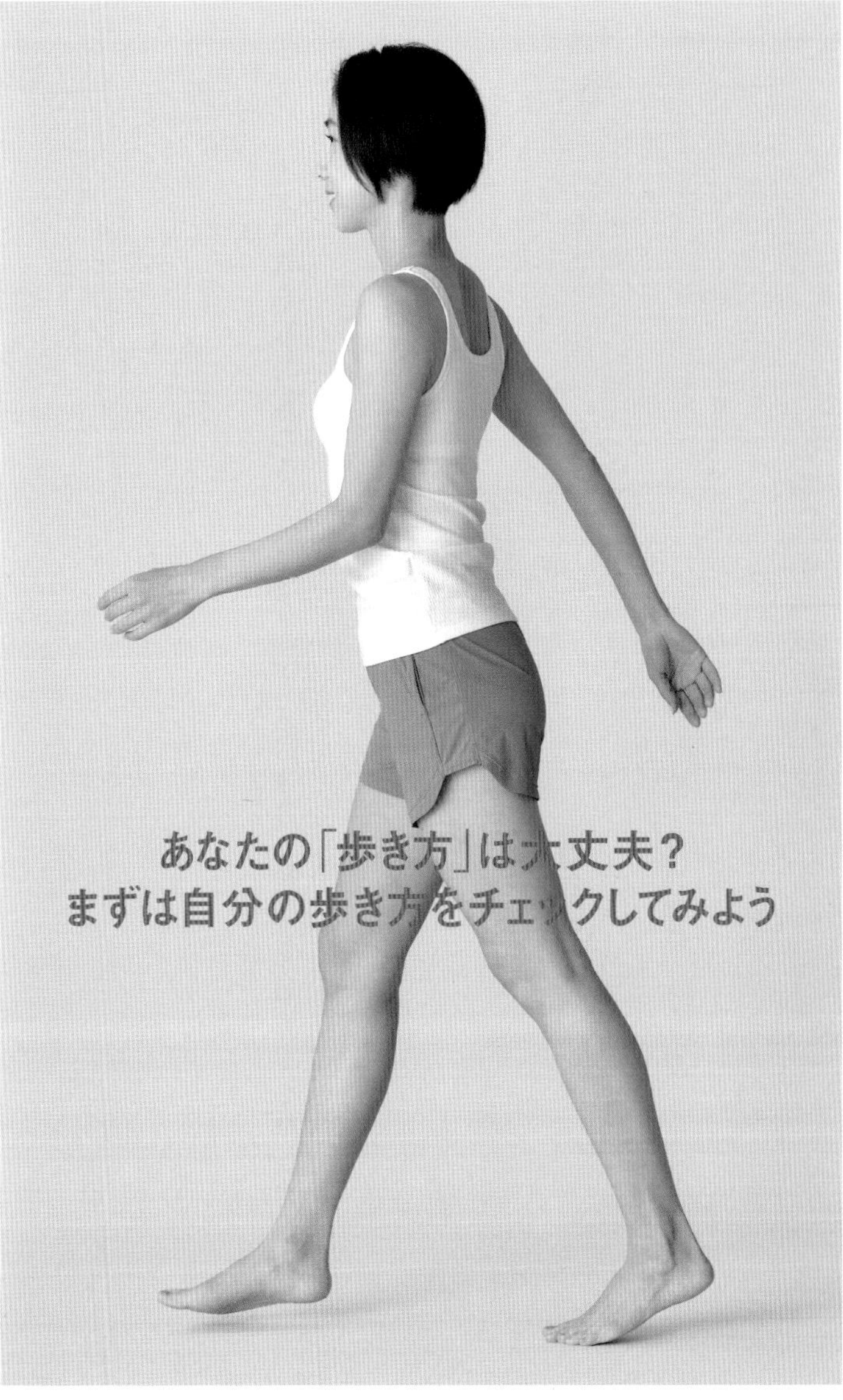
あなたの「歩き方」は大丈夫？
まずは自分の歩き方をチェックしてみよう

歩き方チェック

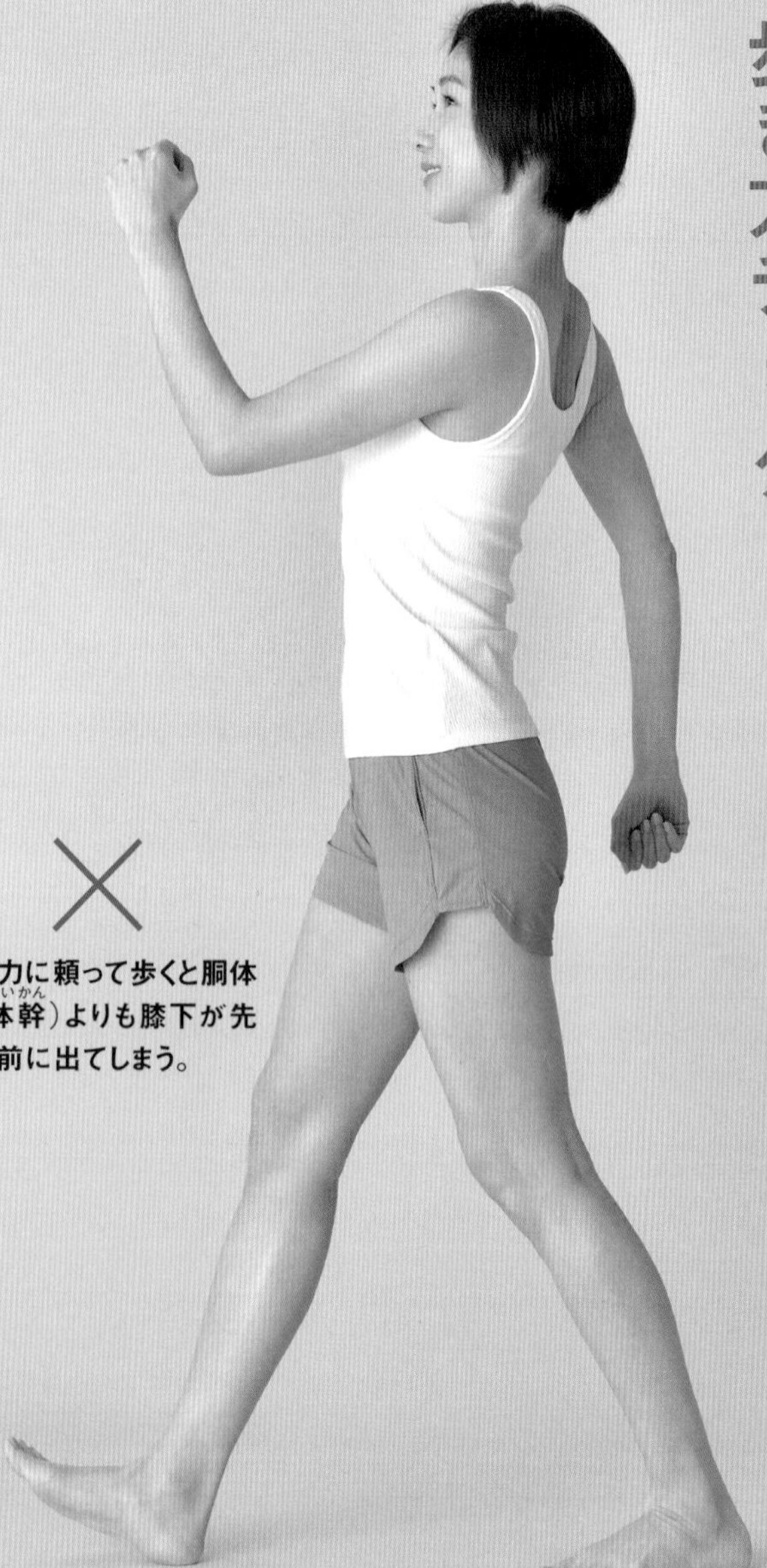

×

筋力に頼って歩くと胴体（体幹《たいかん》）よりも膝下が先に前に出てしまう。

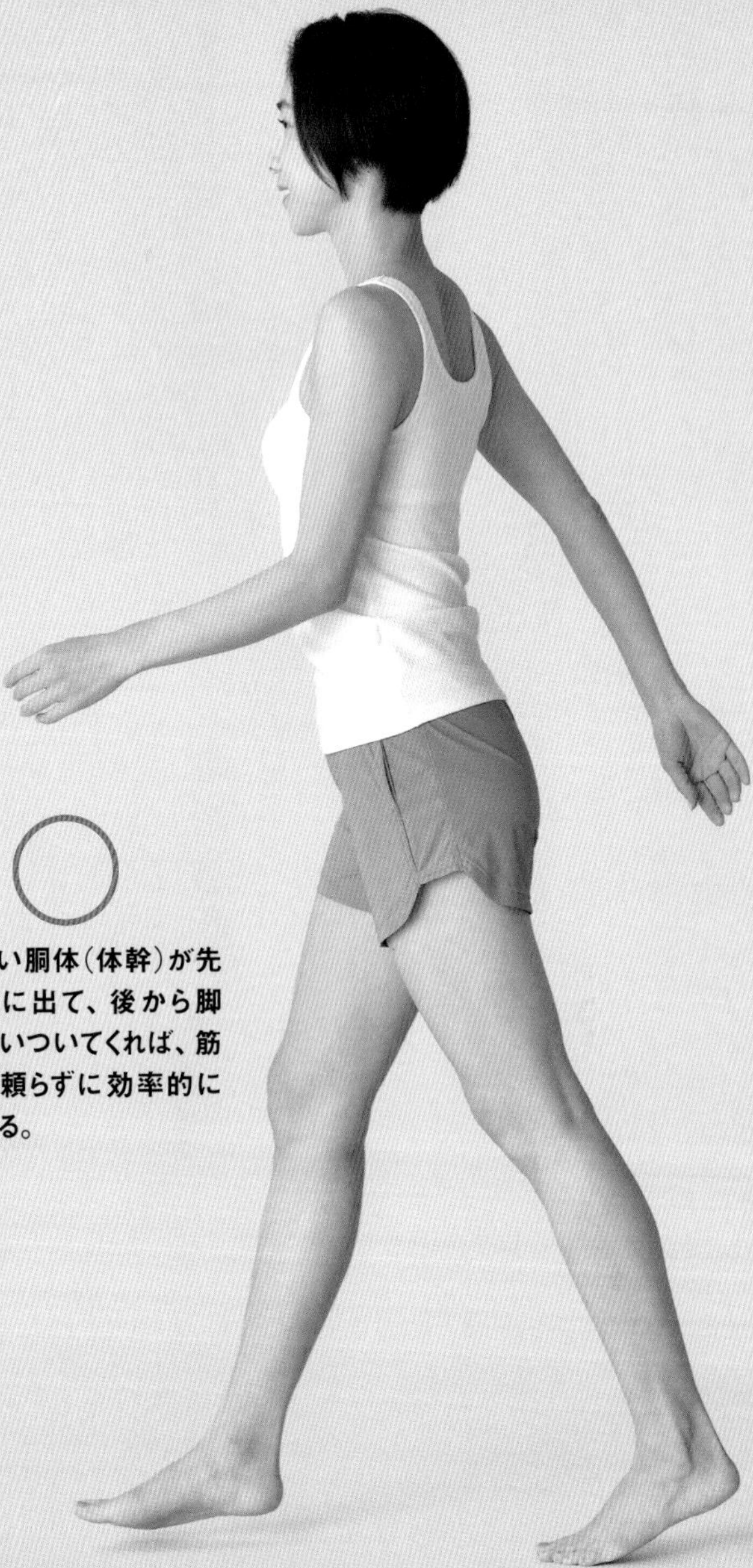

○

重たい胴体（体幹）が先に前に出て、後から脚が追いついてくれば、筋力に頼らずに効率的に歩ける。

2 中指を意識して歩いてみよう

「体の重さを利用して歩く」

体に負担をかける間違った歩き方が常態化している人にとっては、このシンプルな歩き方こそが意外に難しかったりします。

自然な歩き方をするための基本は、筋力に頼るのではなく、体の骨組みを意識して立つことです。

そこで、まず理想的な立ち方を身につけましょう。それができれば、歩き方も必ず改善していきます。

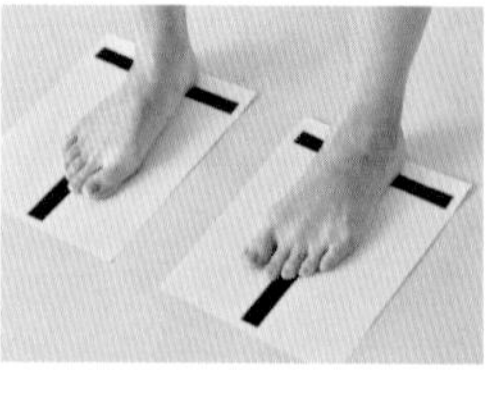

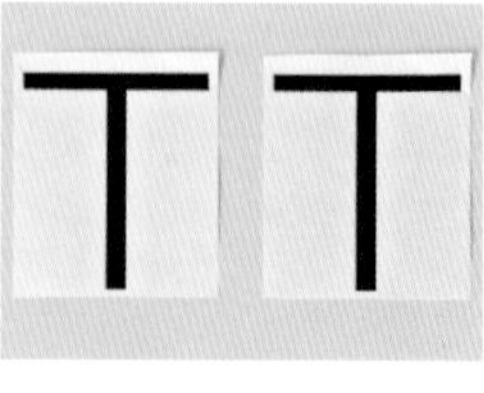

①「T」の字を書いた紙を2枚用意して床に並べる。
②両脚を肩幅に開き、くるぶしをTの横のライン、中指を縦のラインに重ねるようにして力を抜いてまっすぐ立つ。

※縦のライン（中指）と横のライン（両くるぶし）の交点が重心点にあたります。
※紙がない場合でも、おおよその見当をつけて立つだけで「ダブルT」はつくれます。

立ち方を変えるだけで疲れが軽減する！

「ダブルT」の立ち方

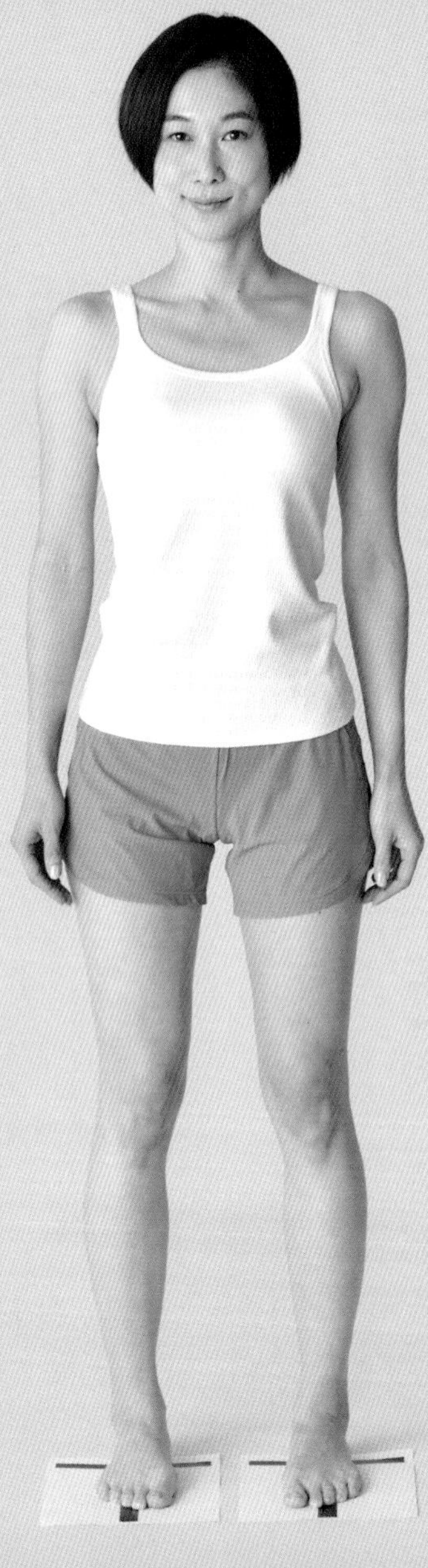

「ダブルT」で立つと、
押されてもグラつかない！

従来の立ち方だと思いっきり踏ん張っていても、堪《こら》えきれずにグラついてしまうはずですが、「ダブルT」で立てば、相手の力を受け流せるようになります。この立ち方は、満員電車などでもおすすめです。

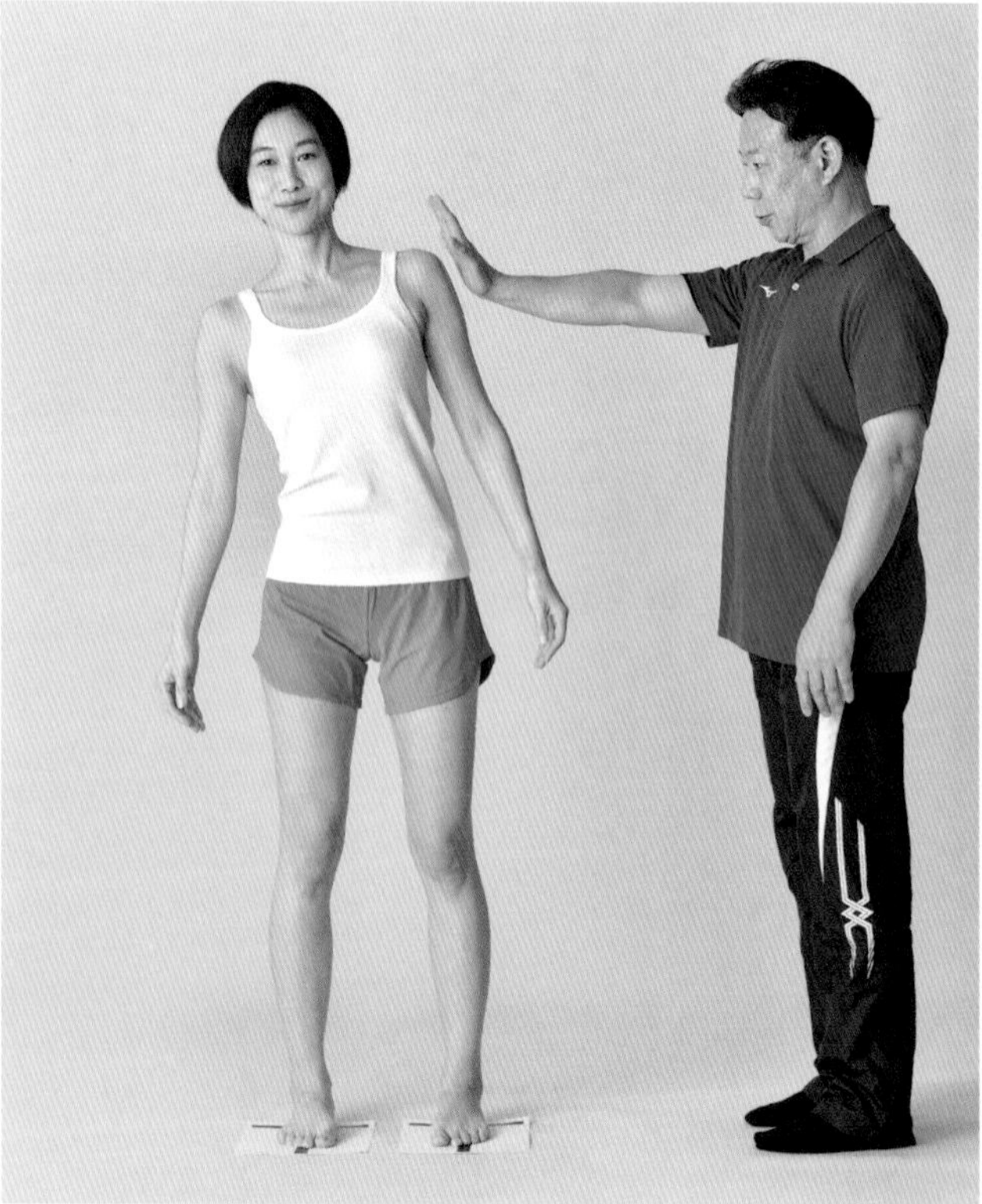

「ダブルT」を意識するだけで、余計な筋力を使わずに脱力した「自然体」で立つことができます。

最小限の力で立てるので、疲れにくくなります。可動域《かどういき》も広がって柔軟性もアップします。この状態で左右の腕をグルグルまわしてみてください。「ダブルT」で立つ前と比べて、明らかにスムーズにまわるはずです。また、肩の力が抜けるので、下半身が自然に安定していきます。

試しに、「ダブルT」で立ってパートナーに横から押してもらってみてください。

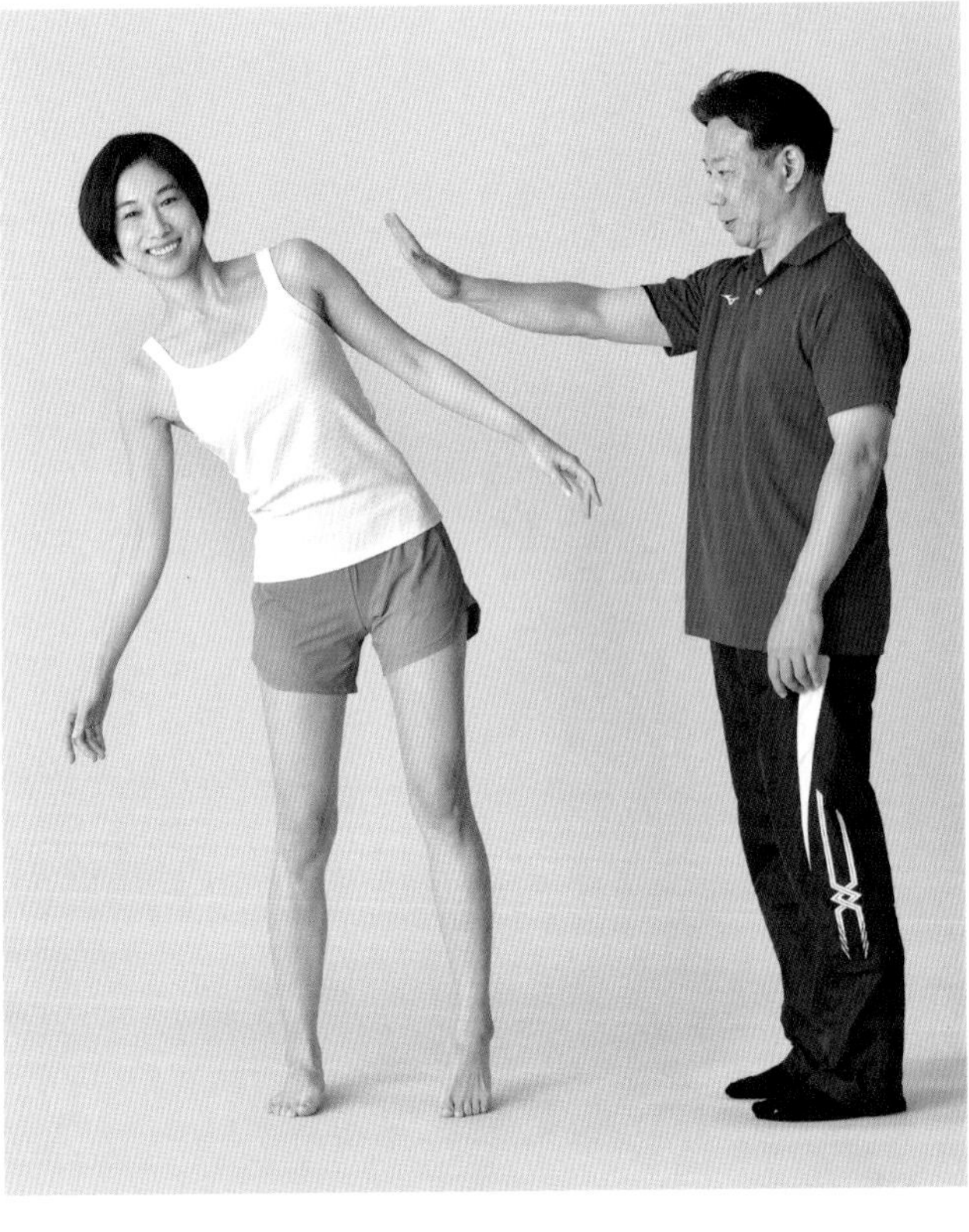

体幹を使った理想的な歩き方

ダブルTウォーク

「ダブルT」の立ち方で重心点の感覚がつかめたら、両足の中指を意識して歩いてみましょう。

中指を意識すると、自然と前傾姿勢になって、脚力（筋力）だけ

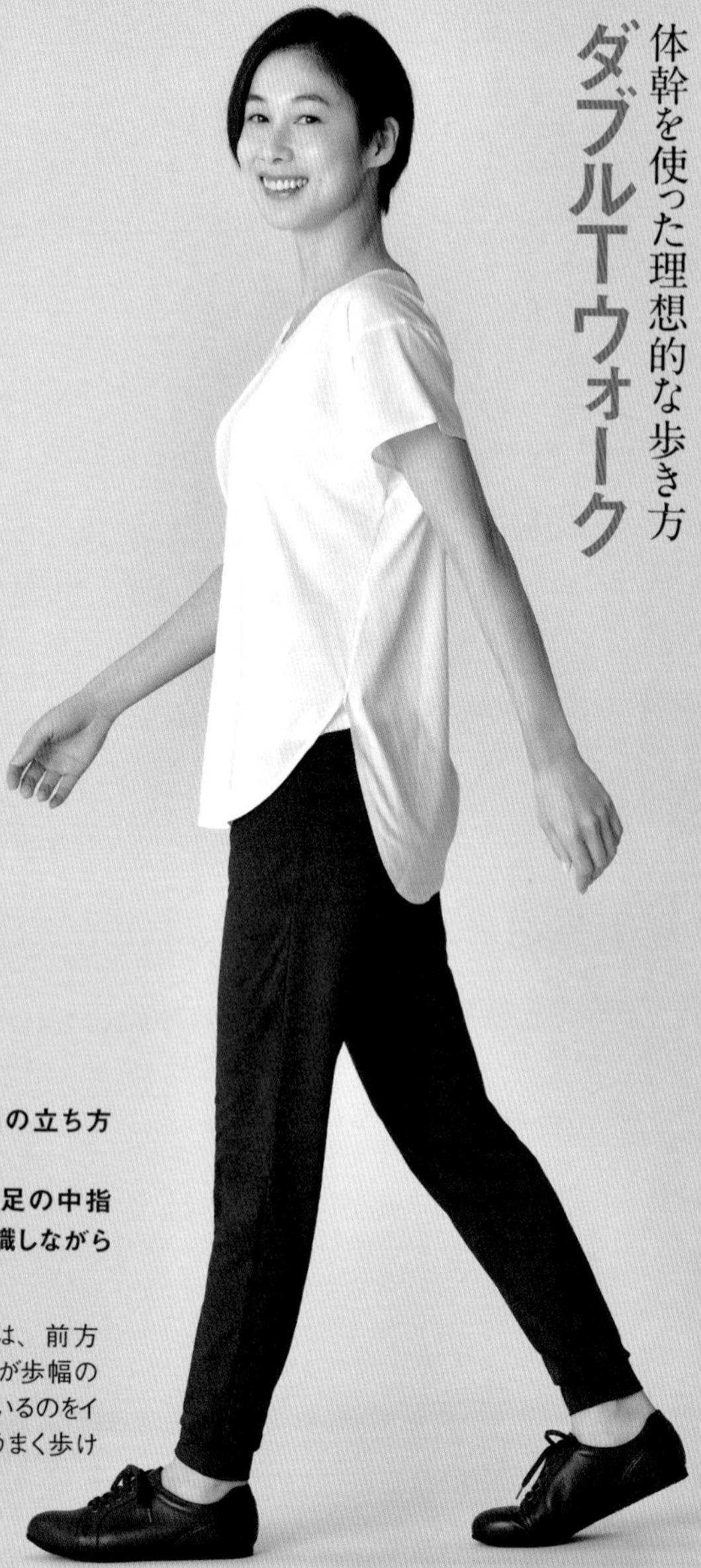

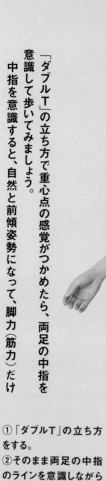

①「ダブルT」の立ち方をする。
②そのまま両足の中指のラインを意識しながら前に進む。

※慣れるまでは、前方にダブルTの紙が歩幅の間隔で並んでいるのをイメージすると、うまく歩けるでしょう。

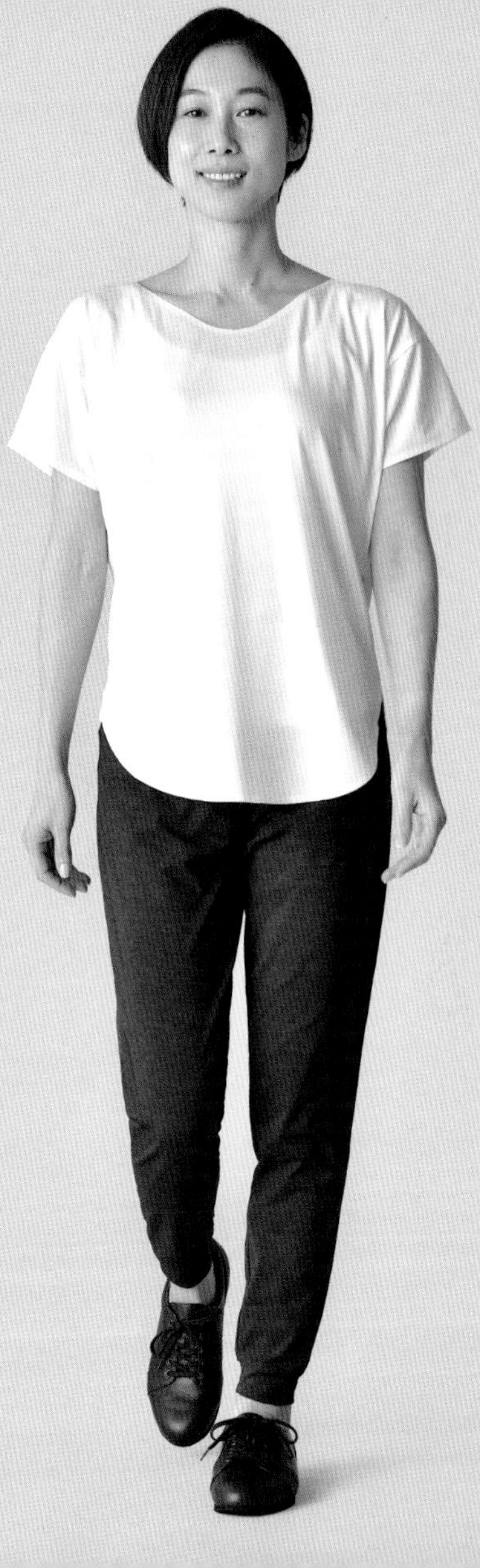

に頼ることなく、体の重さを利用してラクに前に進めるようになります。体幹を使って歩けるので、体に余計な負担がかかりません。腰痛や膝痛を抱えている方はぜひ習慣にしてください。

「体の重さを利用して歩く」ためのカギは
中指を意識することにあり！

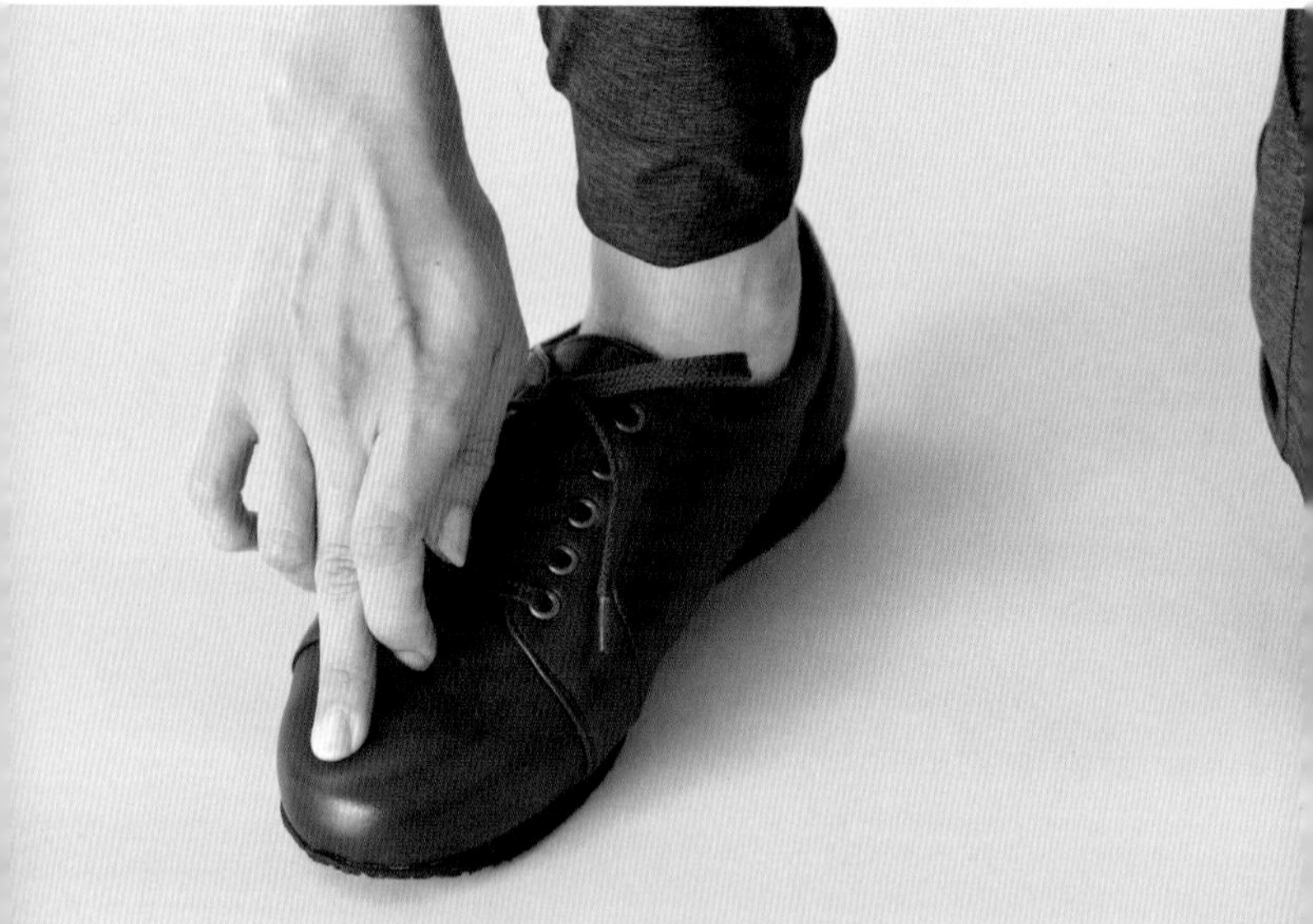

もし、中指のラインをうまく意識できないようなら、両足の
中指を手の指で数回強く押してから歩いてみてください。

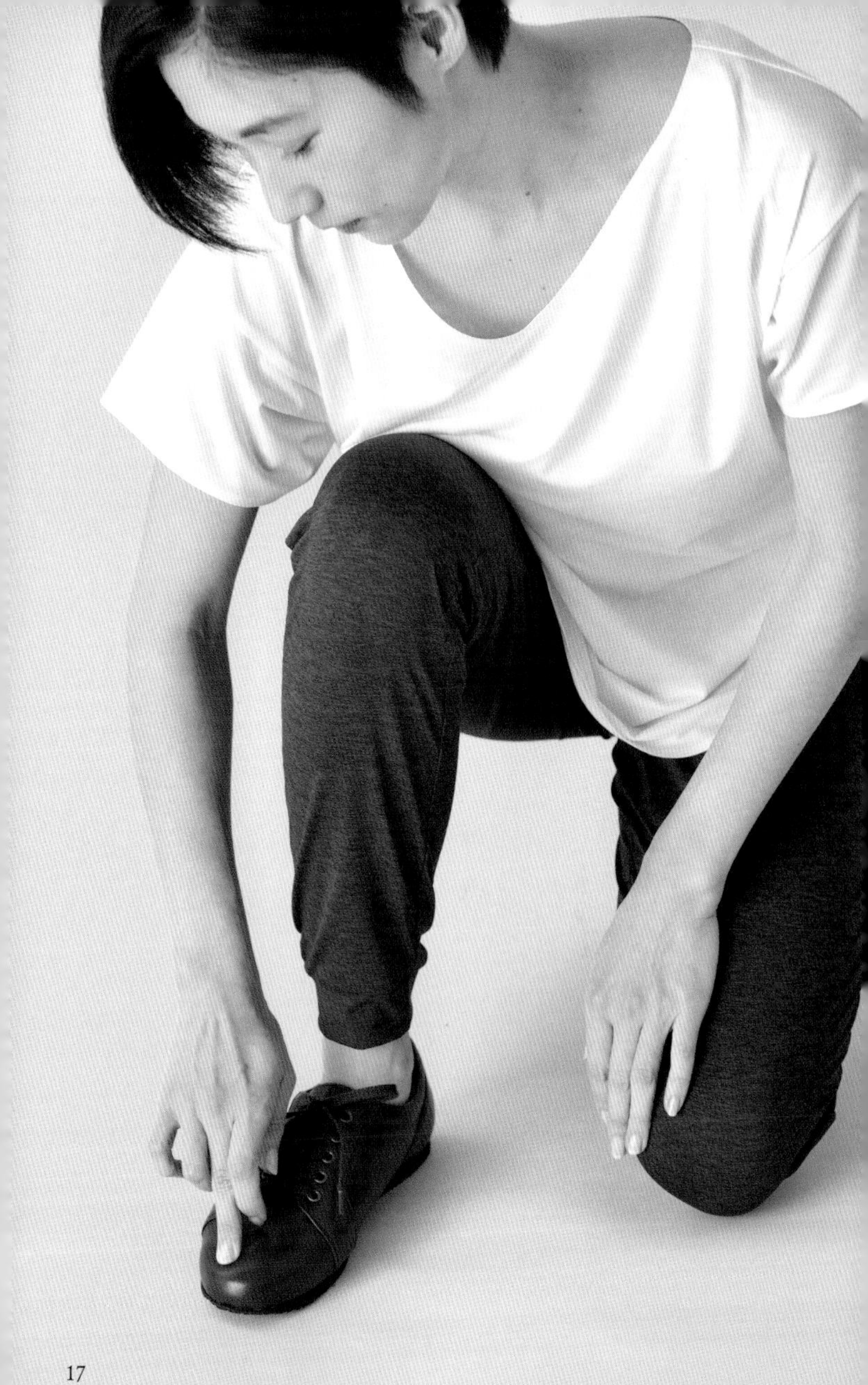

3 ラクに歩くためのコツは〝筋力〟ではなく〝重心移動〟

ラクに歩くためのポイントは、倒れ込むようにして体幹（胴体）を膝下よりも前に出す前傾姿勢にあります。

自分の体重を利用して体幹を前に出すことで、自然に脚は体幹の後からついてきます。

筋力で脚を一生懸命に前に出そうとする必要はありません。体幹から動くことが重要なのです。

この自然な重心移動を意識すれば、効率的でラクな歩き方ができるようになります。

もう坂道や階段も恐れることはありません。

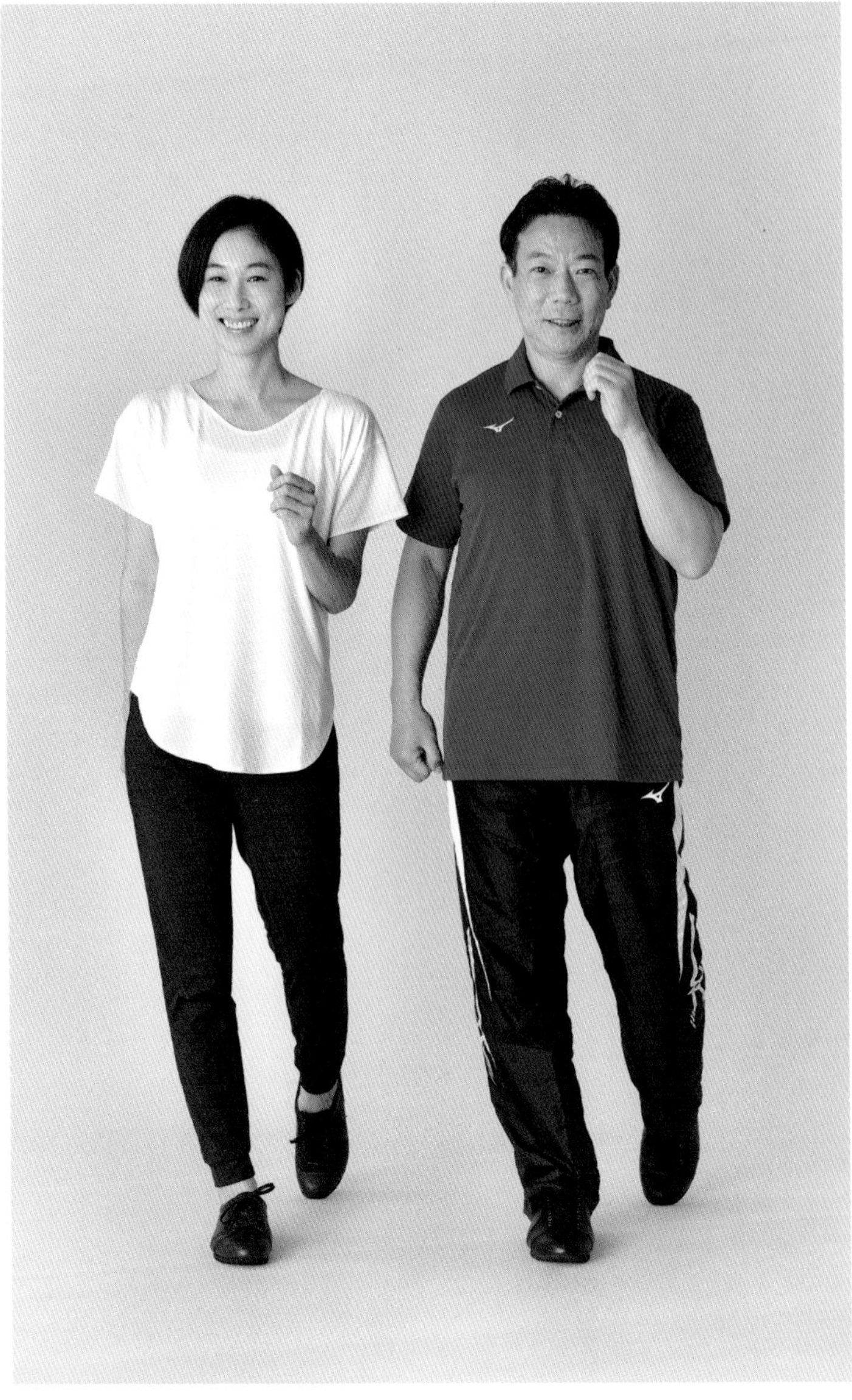

自然な重心移動を簡単に体感

後ろウォーク

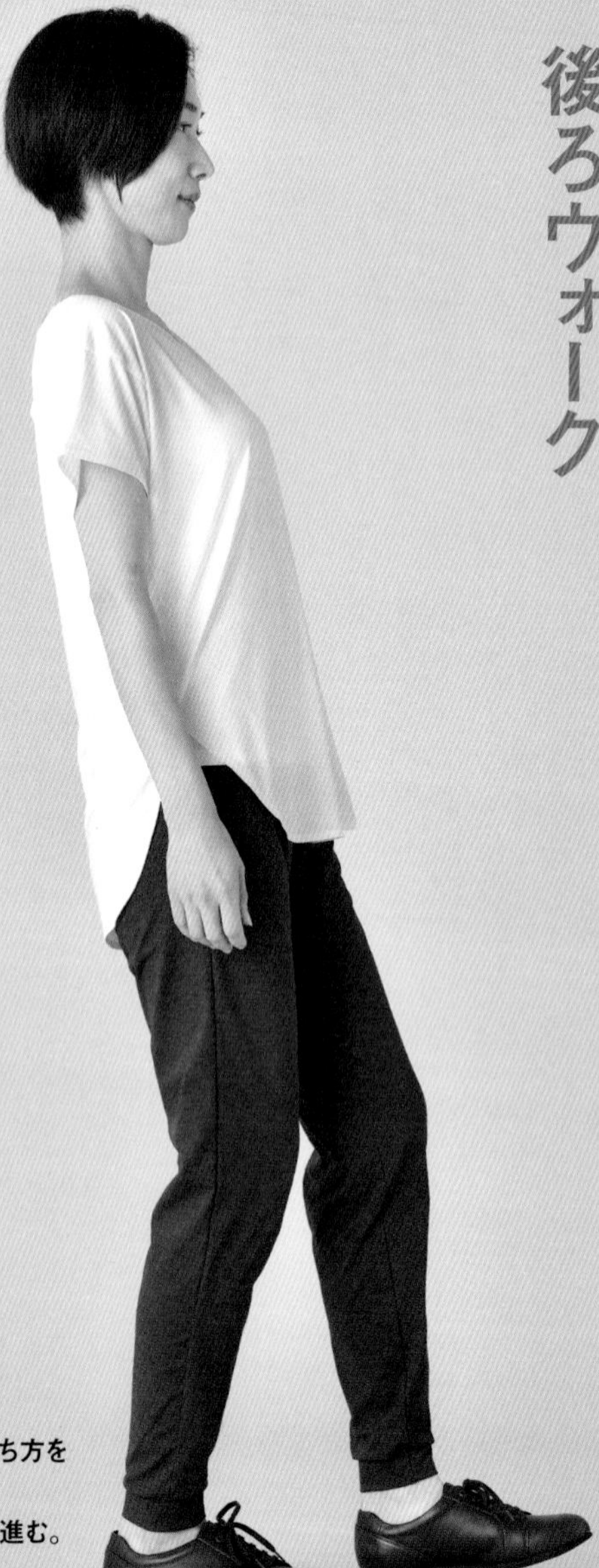

①「ダブルT」の立ち方をする。
②そのまま後方に進む。

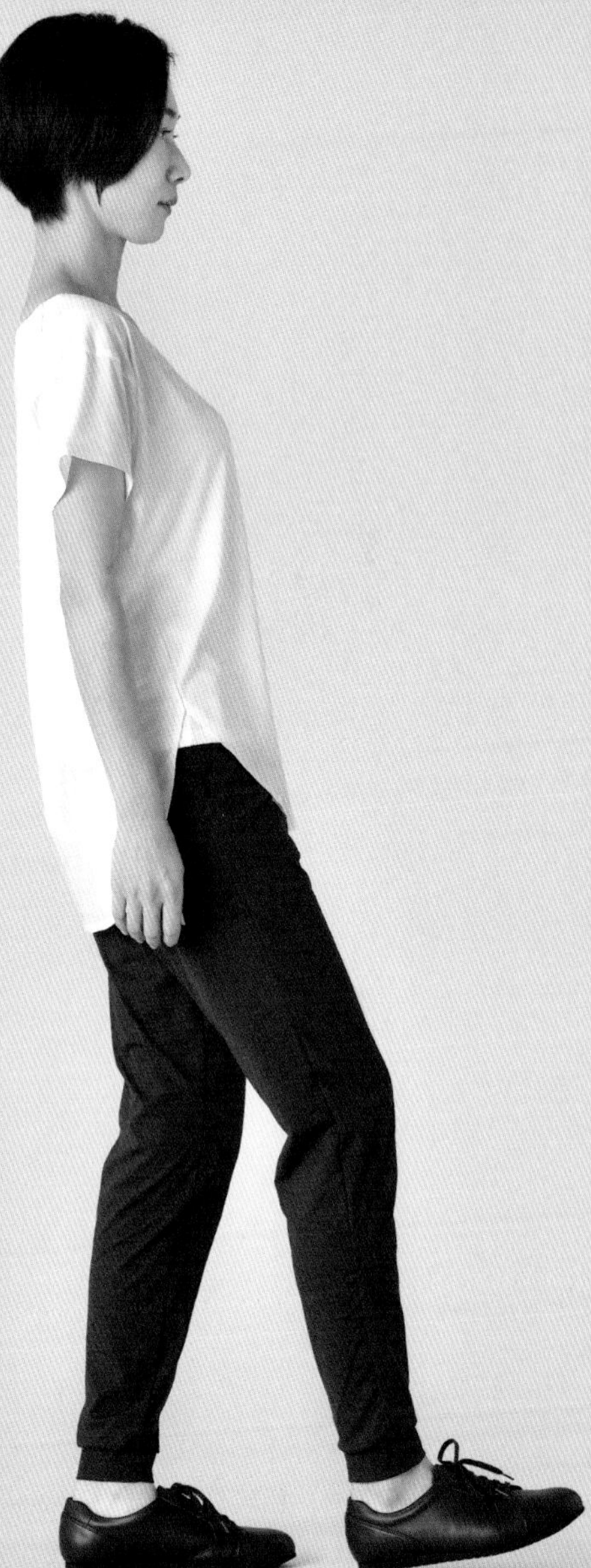

**後ろ歩きでは膝下が先に出ることがないので、後ろに倒れ込むようにしないと進みません。
頭と胴体（体幹）が先行し、反射的に脚が後からついてくる重心移動の感覚を体感してください。**

手当て歩き

「でんでん太鼓」のように体幹部から動き出す

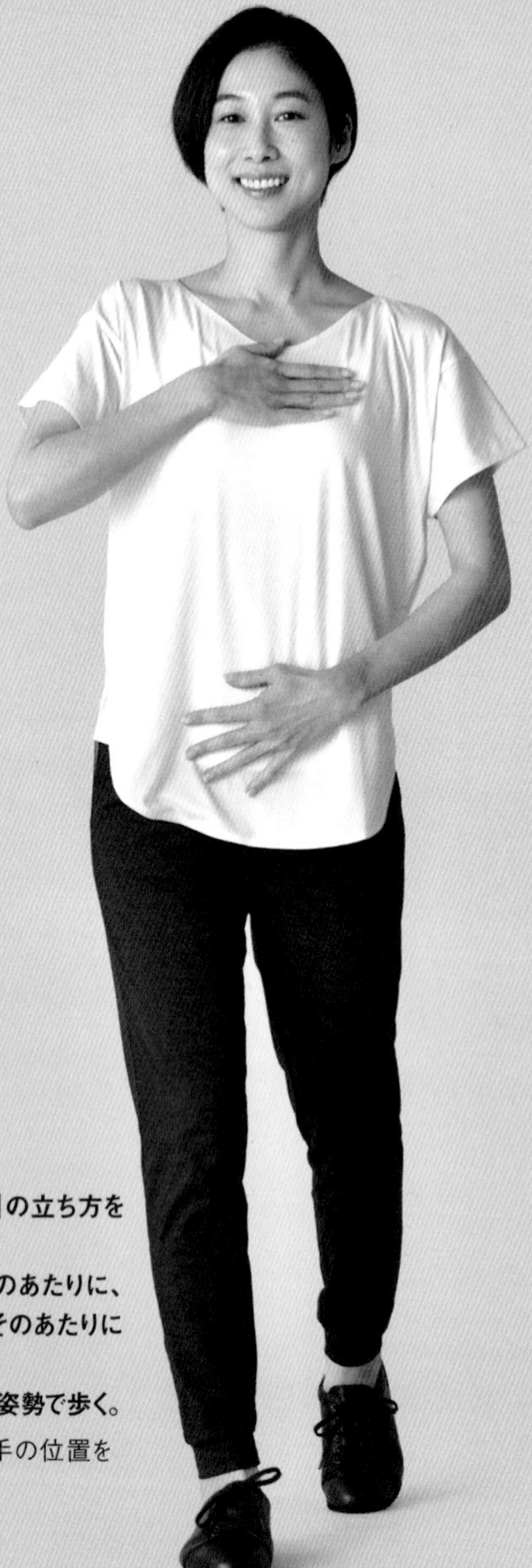

①「ダブルT」の立ち方をする。
②右手を胸のあたりに、左手をおへそのあたりにあてる。
③そのままの姿勢で歩く。

※右手と左手の位置を替えて行う。

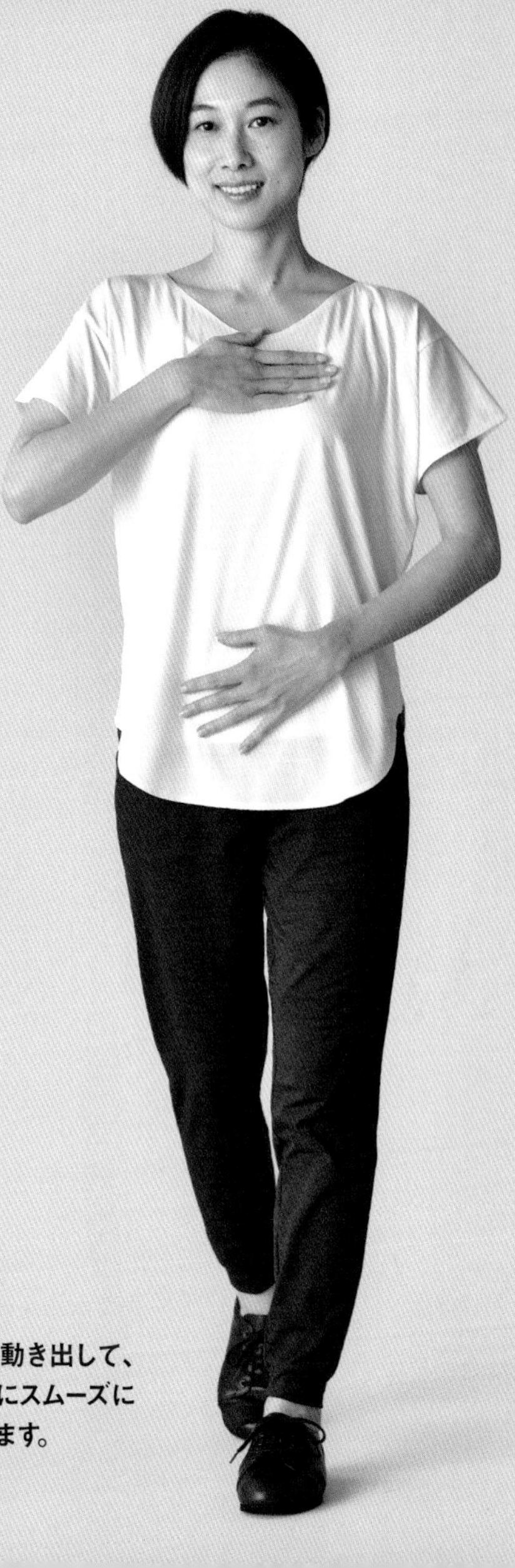

まず体幹部が動き出して、
手足の末端部にスムーズに
動力が伝わります。

イメージの力で体の軸を補強する
赤ちゃん抱っこ歩き

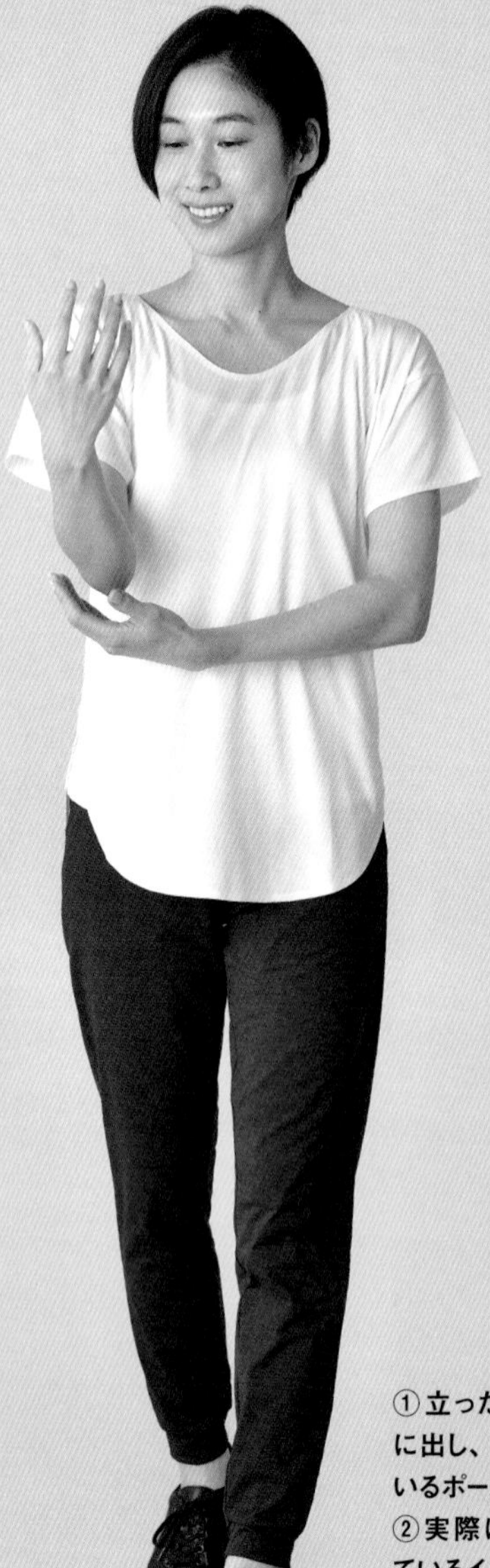

①立った状態で両腕を前に出し、赤ちゃんを抱いているポーズをつくる。
②実際に赤ちゃんを抱いているイメージで歩く。

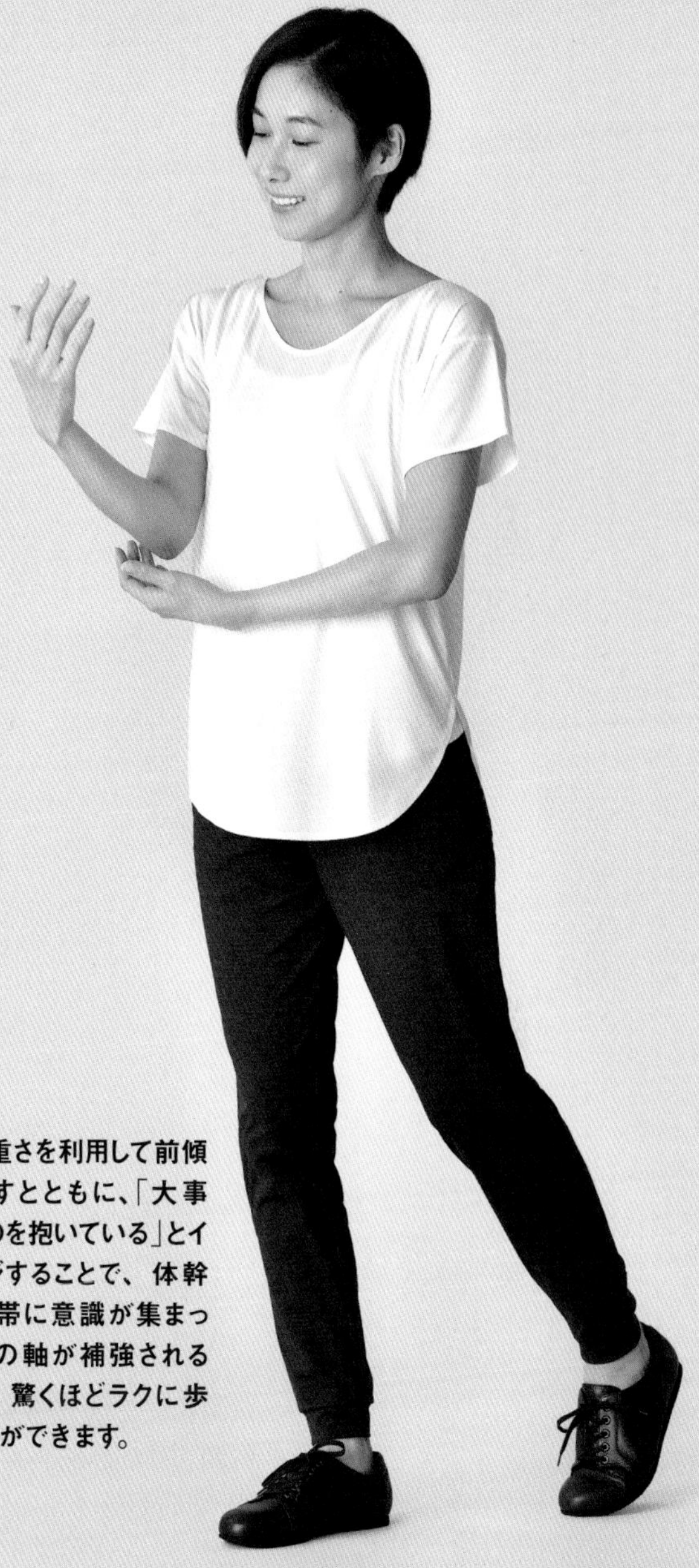

腕の重さを利用して前傾を促すとともに、「大事なものを抱いている」とイメージすることで、体幹の一帯に意識が集まって体の軸が補強されるので、驚くほどラクに歩くことができます。

階段、坂道をラクに上れる魔法！

腿《もも》下《さ》げ

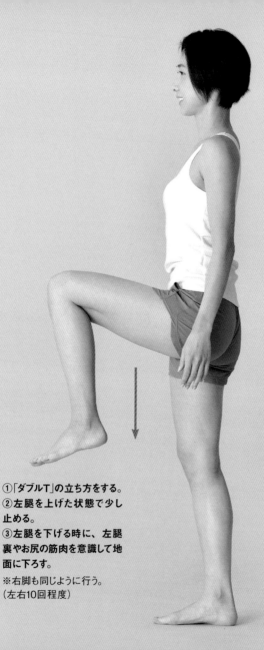

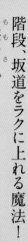

①「ダブルT」の立ち方をする。
②左腿を上げた状態で少し止める。
③左腿を下げる時に、左腿裏やお尻の筋肉を意識して地面に下ろす。

※右脚も同じように行う。
（左右10回程度）

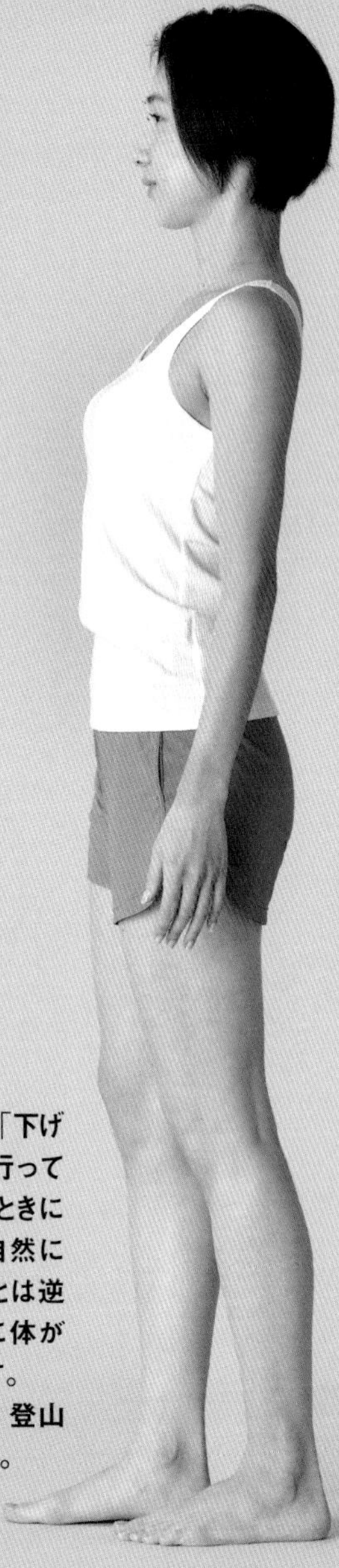

腿は「上げる」のではなく、「下げる」ものだと意識しながら行ってみてください。腿を下げるときに力を使うと、反対の腿は自然に上がってきます。これまでとは逆の発想をすることでラクに体が動いてくれるようになります。
階段や坂道ではもちろん、登山などの際にもおすすめです。

4 体幹は〝固める〟のではなく〝ゆるめる〟

私たちの体は、鎖骨《さこつ》、肩甲骨《けんこうこつ》、肋骨《ろっこつ》、骨盤《こつばん》などの重要な骨を介して有機的につながっています。

体の重さをうまく利用してそれらの骨格を連動させるためには、体幹をしなやかに動かす必要があります。

そのためには、体幹は〝固める〟のではなく〝ゆるめる〟ことが重要です。

体にいい歩き方も体幹をゆるめることが基本になります。

「ゆるめる」感覚がすぐにわかる！

手のひら返し

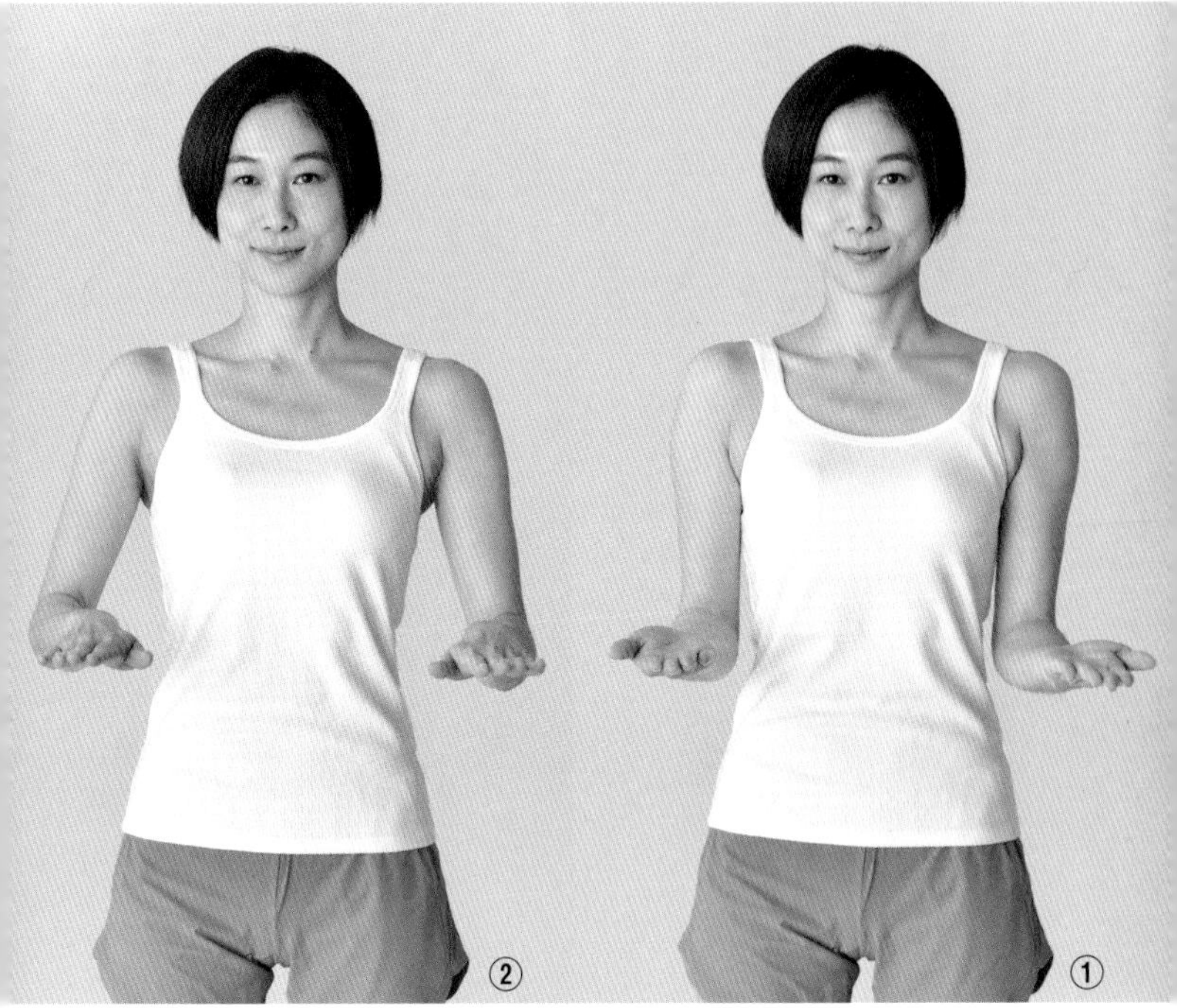

①両手の手のひらを上に向け、前腕を前に出して肘《ひじ》を90度に曲げる。
②両手の手のひらをひっくり返して下に向ける。

手のひらを返すと肩関節が内側に動き、肩の余計な力が抜けて腕と体幹が連動するようになります。肩関節とつながる鎖骨も動きやすくなります。「手のひら返し」をする前と後で腕を真上に上げて比較すると、後の方がラクに上げられるはずです。

これが体幹を〝ゆるめる〟ということなのです。

緊張をほぐしたいときや細かい手作業をする前などにもおすすめです。

転倒の予防が簡単にできる
手のひら返し脚上げ

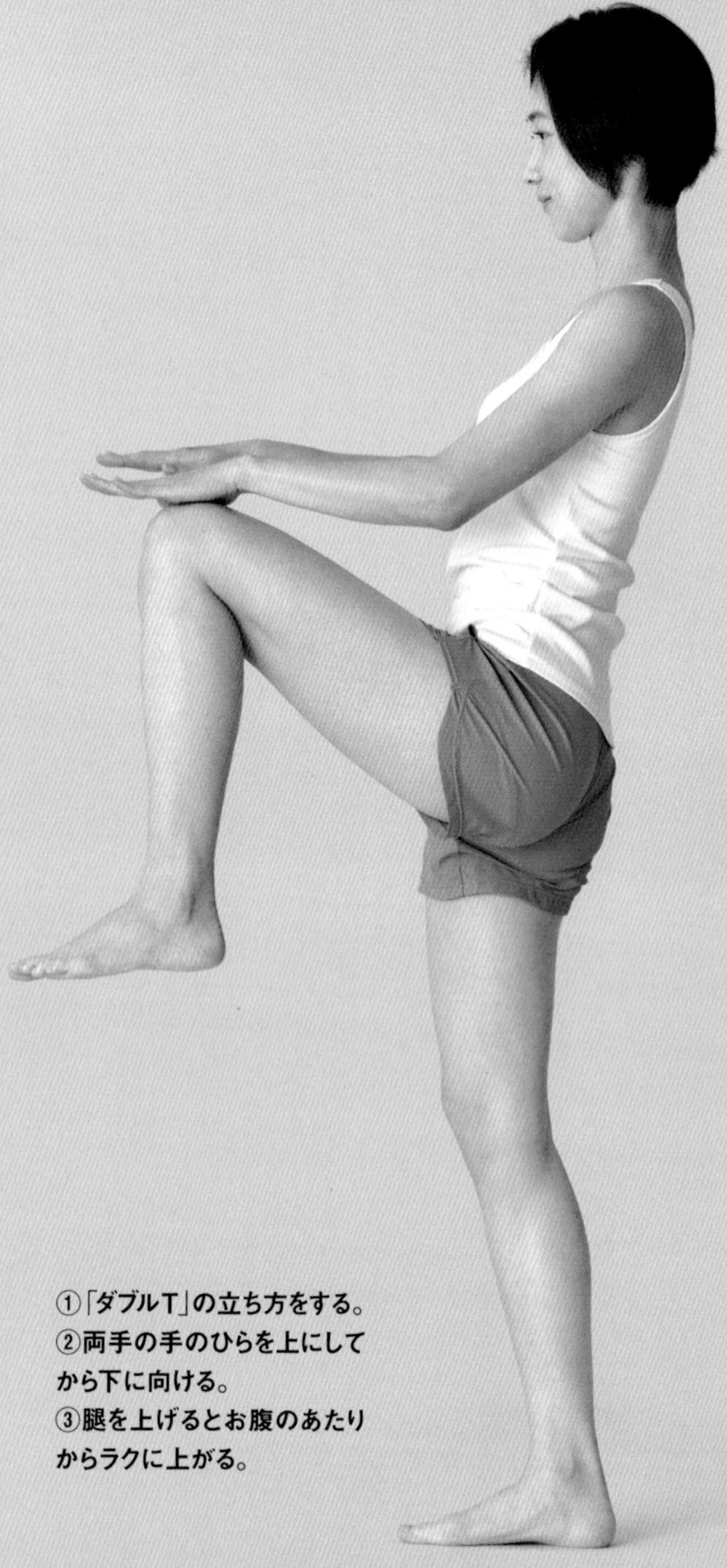

①「ダブルT」の立ち方をする。
②両手の手のひらを上にしてから下に向ける。
③腿を上げるとお腹のあたりからラクに上がる。

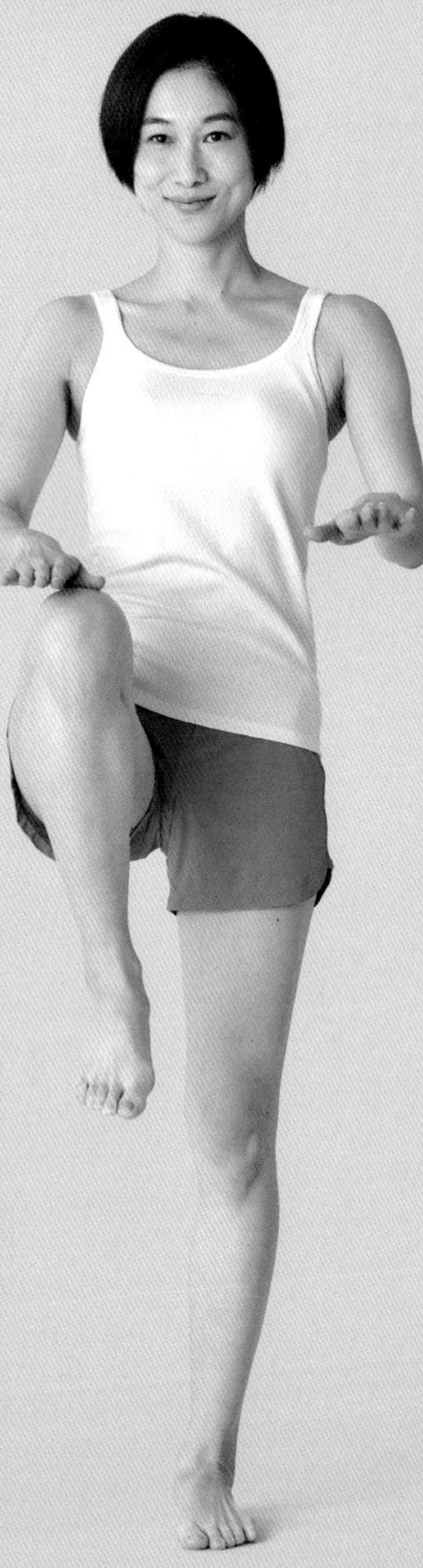

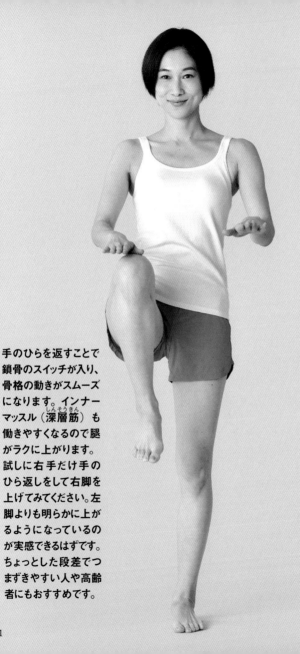

手のひらを返すことで鎖骨のスイッチが入り、骨格の動きがスムーズになります。インナーマッスル（深層筋《しんそうきん》）も働きやすくなるので腿がラクに上がります。試しに右手だけ手のひら返しをして右脚を上げてみてください。左脚よりも明らかに上がるようになっているのが実感できるはずです。ちょっとした段差でつまずきやすい人や高齢者にもおすすめです。

インナーマッスルを刺激する
大《だい》腰《よう》筋《きん》ほぐし

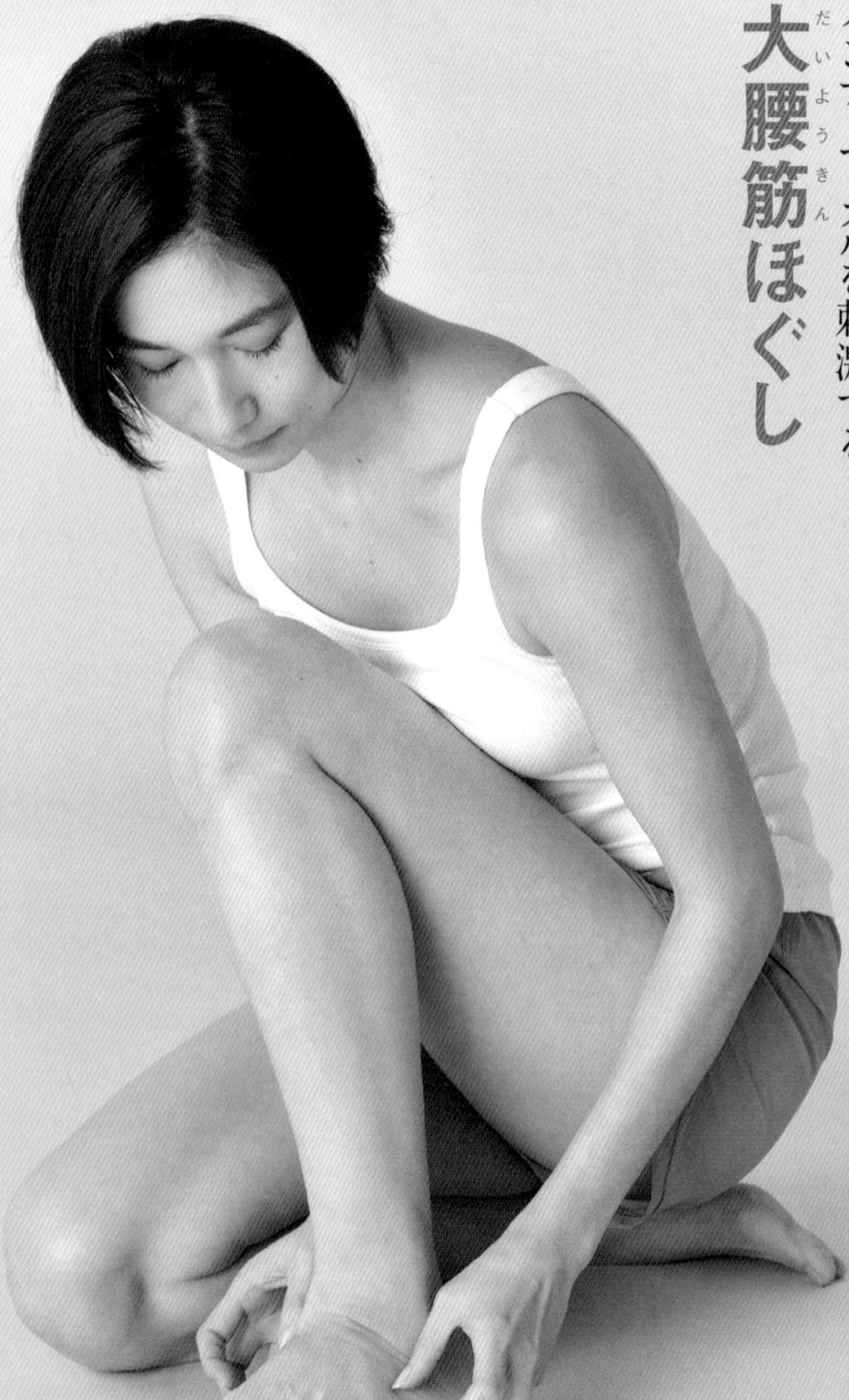

①片方の膝を立てて腰を下ろす。
②両手の親指と小指でU字をつくり、足首の下のかかと側にあてる。
③くるぶしの下の内側と外側を両手で同時に前後にスライドさせてマッサージする。

※10～20回を目安にマッサージした後、同様に脚を替えて行う。

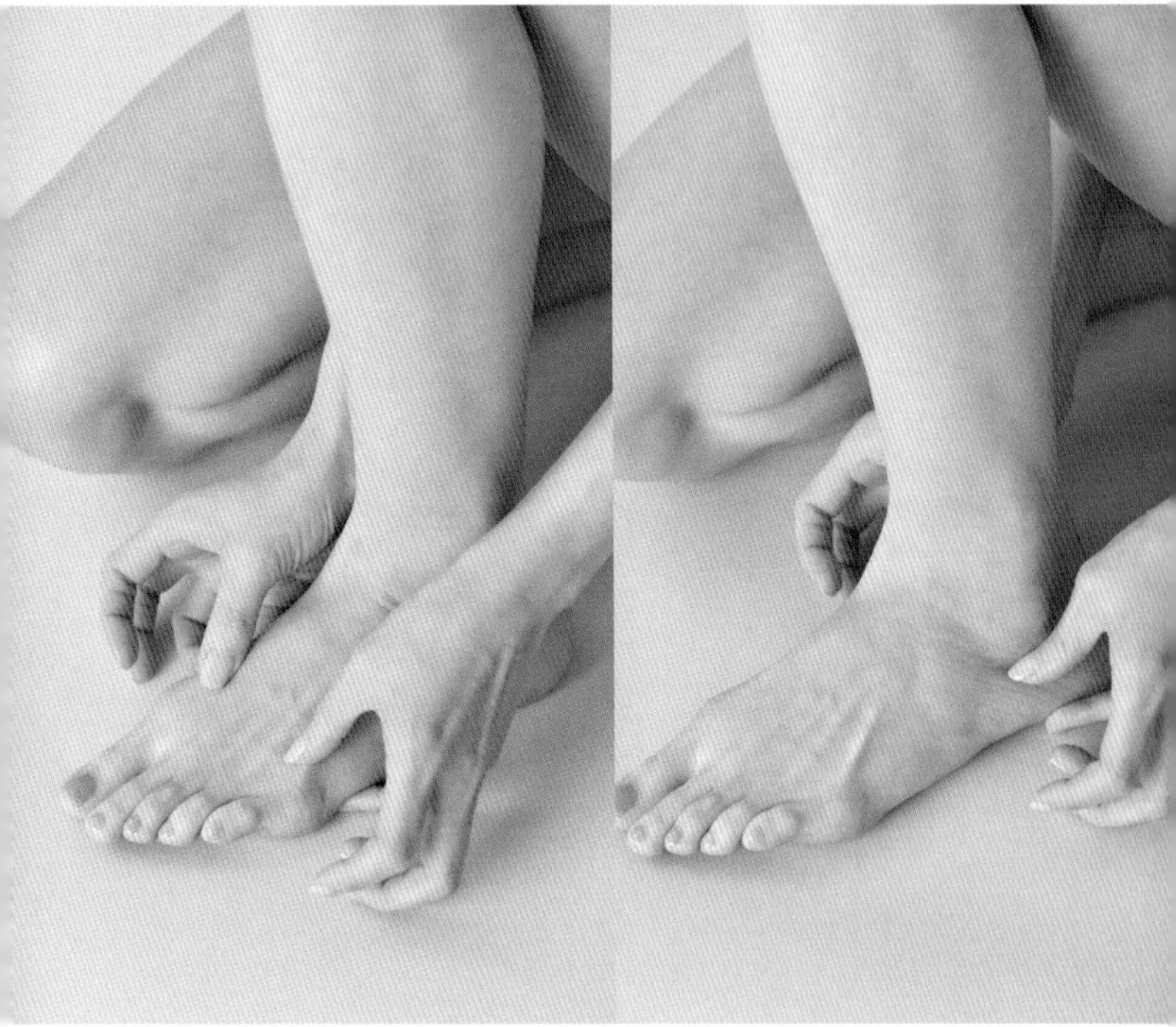

大腰筋（59ページ参照）**は体幹部にあるインナーマッスルの一つで、背骨と骨盤をつなぎ、姿勢を保ったり、歩くときには重要な役割を担《にな》っています。**
体の内部にあるために直接ほぐすことはできませんが、両足のくるぶしの下をほぐすことで大腰筋が刺激されて体全体が軽くなります。マッサージをした後に立ち上がって、ほぐした脚を上げると、片脚でもグラつかず、普段よりもラクに高く上がるはずです。

足首の柔軟性、股関節《こかんせつ》をほぐす

足首まわし

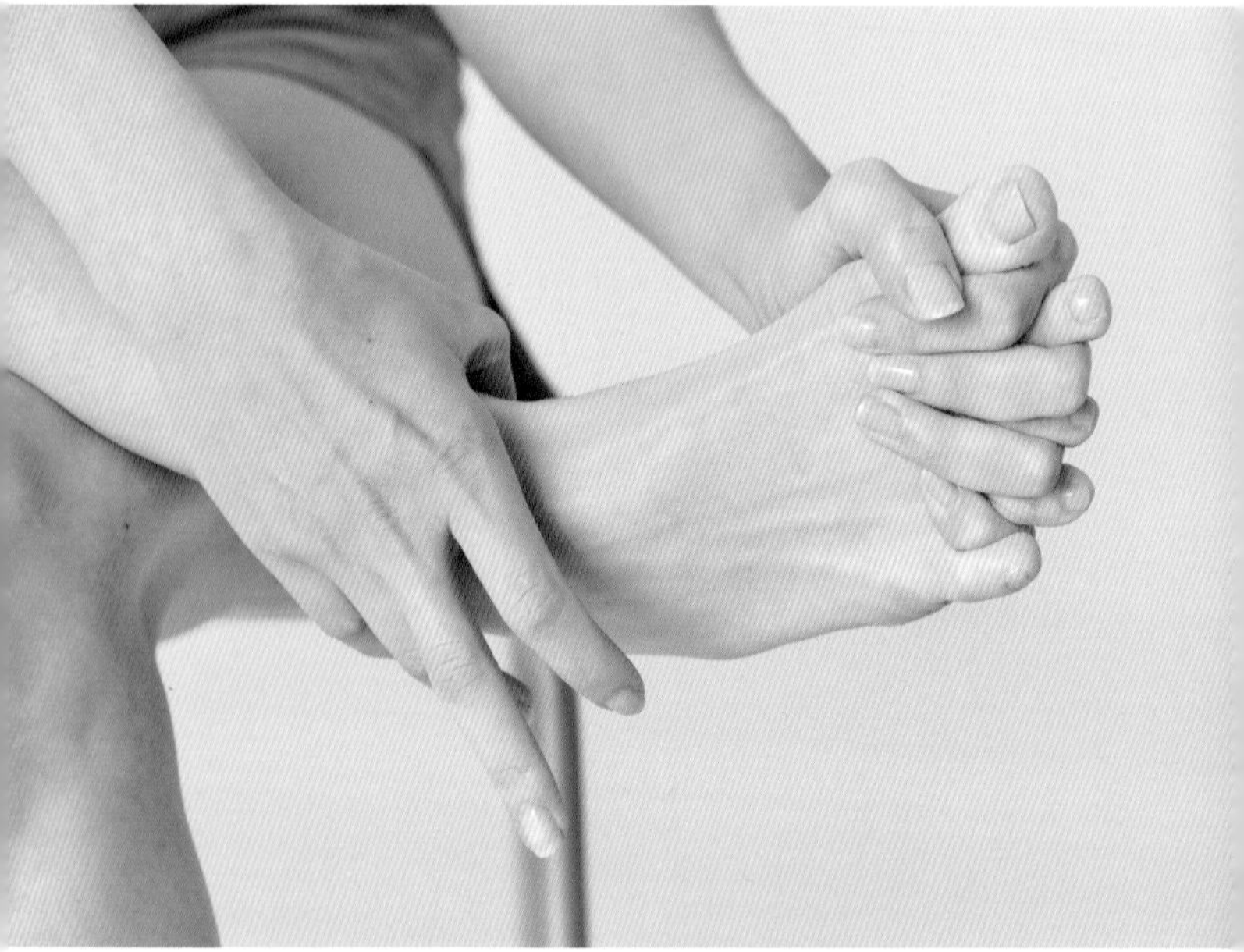

足の指の間に手の指をはさんでまわすとさらに効果的。

①椅子に座って（床でも可）、右膝を曲げて右足を左太腿の上にのせる。
②右手の親指と小指で右足首のくるぶしをつかむ。
③左手で右足先を持って右足首をまわす。

※左まわり10回、右まわり10回。逆の足も同様に行う。

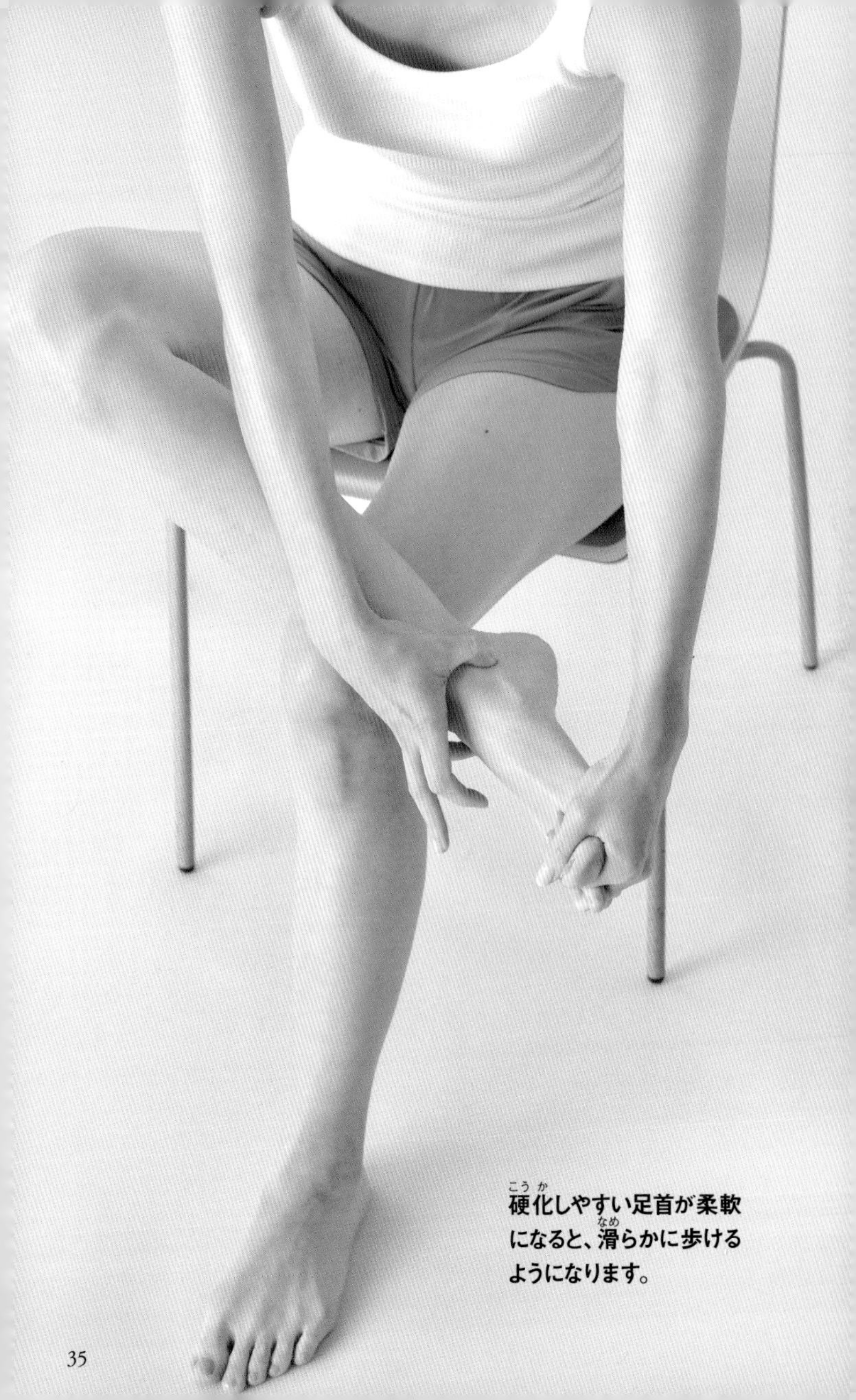

硬化《こうか》しやすい足首が柔軟になると、滑《なめ》らかに歩けるようになります。

5 ダイエット効果抜群！驚くほど〝若返る〟究極の歩き方

普段は意識することがあまりないでしょうが、全身の動きを柔軟にして、心地よい身のこなしを実現させるためのカギは鎖骨にあります。鎖骨の一帯がスムーズに動くようになると、直接つながっている肩甲骨や肋骨、骨盤などの体幹部の骨が一氣にほぐれてラクに歩けるようになります。美顔のツボでもあるので、鎖骨を意識することで〝若返り〟効果も期待できます。

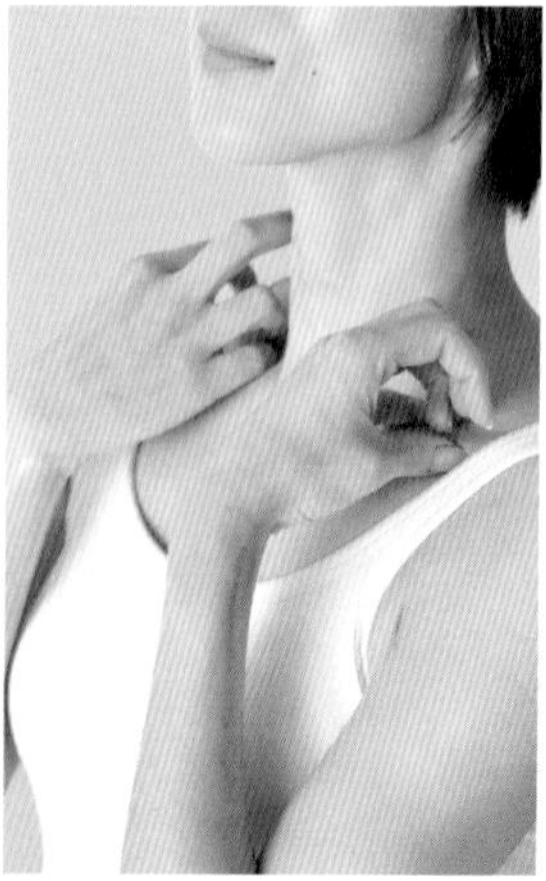

小指を上、親指を下にして鎖骨を押さえる。

①肩幅に脚を開いて「ダブルT」で立ち、両手の親指と小指で左右の鎖骨の出っ張った部分を上下に挟むようにつかむ。（うまくつかめない場合は、骨のあたりを押さえるだけでもよい）
②顔は正面に向けたまま、上半身を左右にひねる。

※７回を１セットに３～４回繰り返すのがおすすめ。
※椅子に座った状態でも行えます。

ウエストの引き締め効果抜群！

鎖骨《さこつ》ひねり

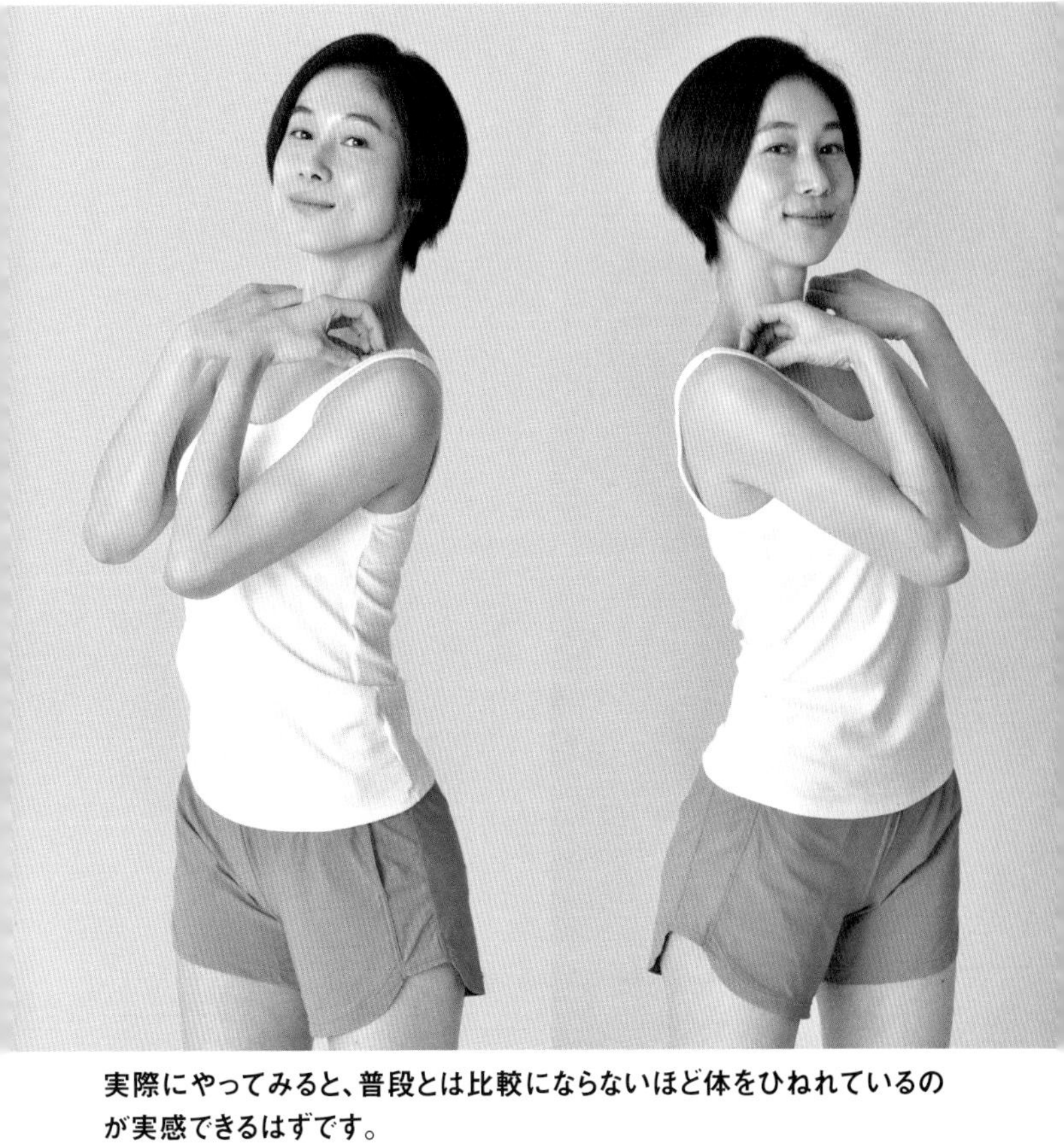

実際にやってみると、普段とは比較にならないほど体をひねれているのが実感できるはずです。
体が柔らかくなって可動域が広がるだけでなく、ウエスト一帯が刺激されて、脂肪をラクに燃焼させることができるのでダイエット効果も抜群です。
ウエストのくびれを短期間で作りたい方にはおすすめです。

美顔のツボで若返る！
鎖骨マッサージ

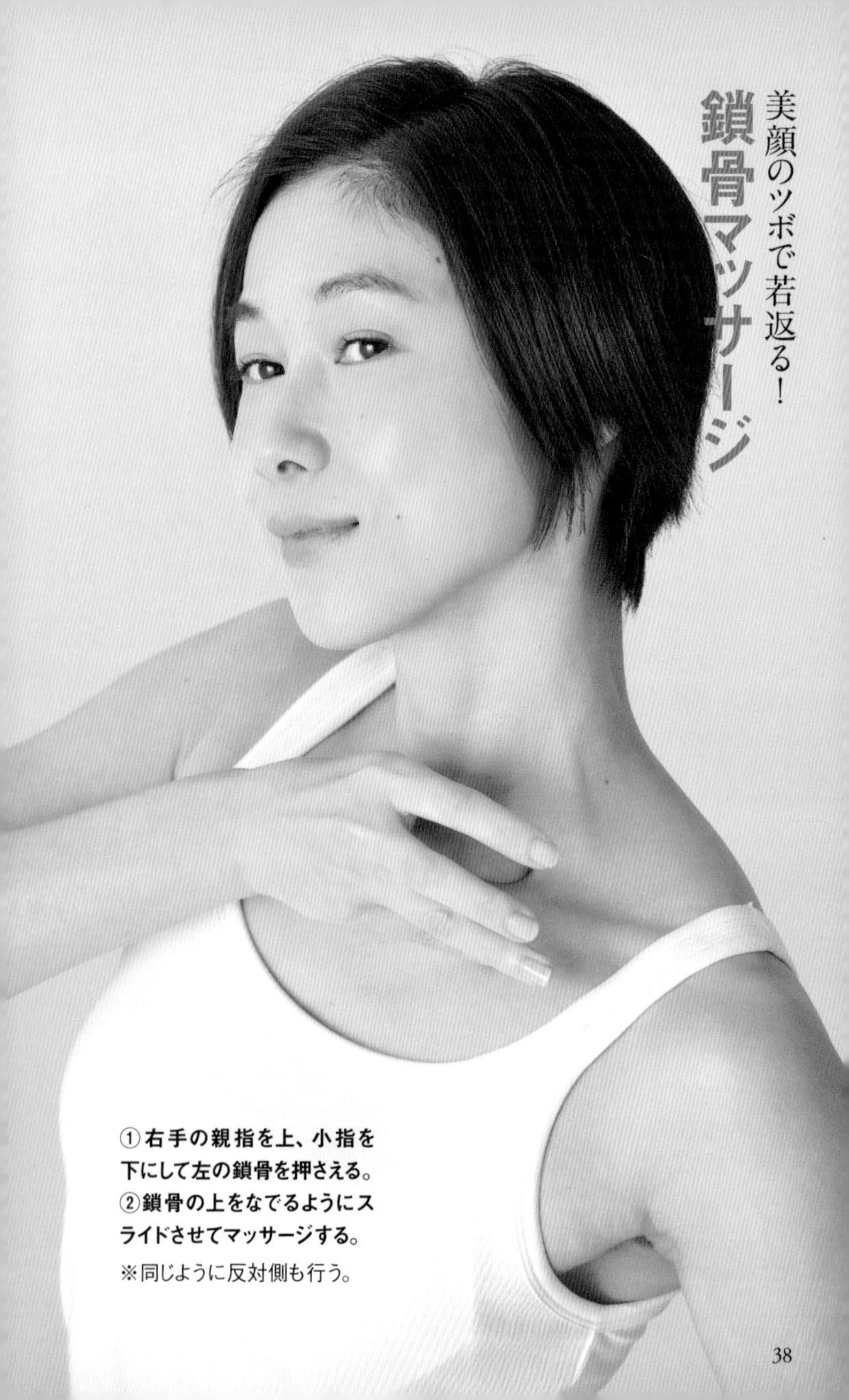

①右手の親指を上、小指を下にして左の鎖骨を押さえる。
②鎖骨の上をなでるようにスライドさせてマッサージする。
※同じように反対側も行う。

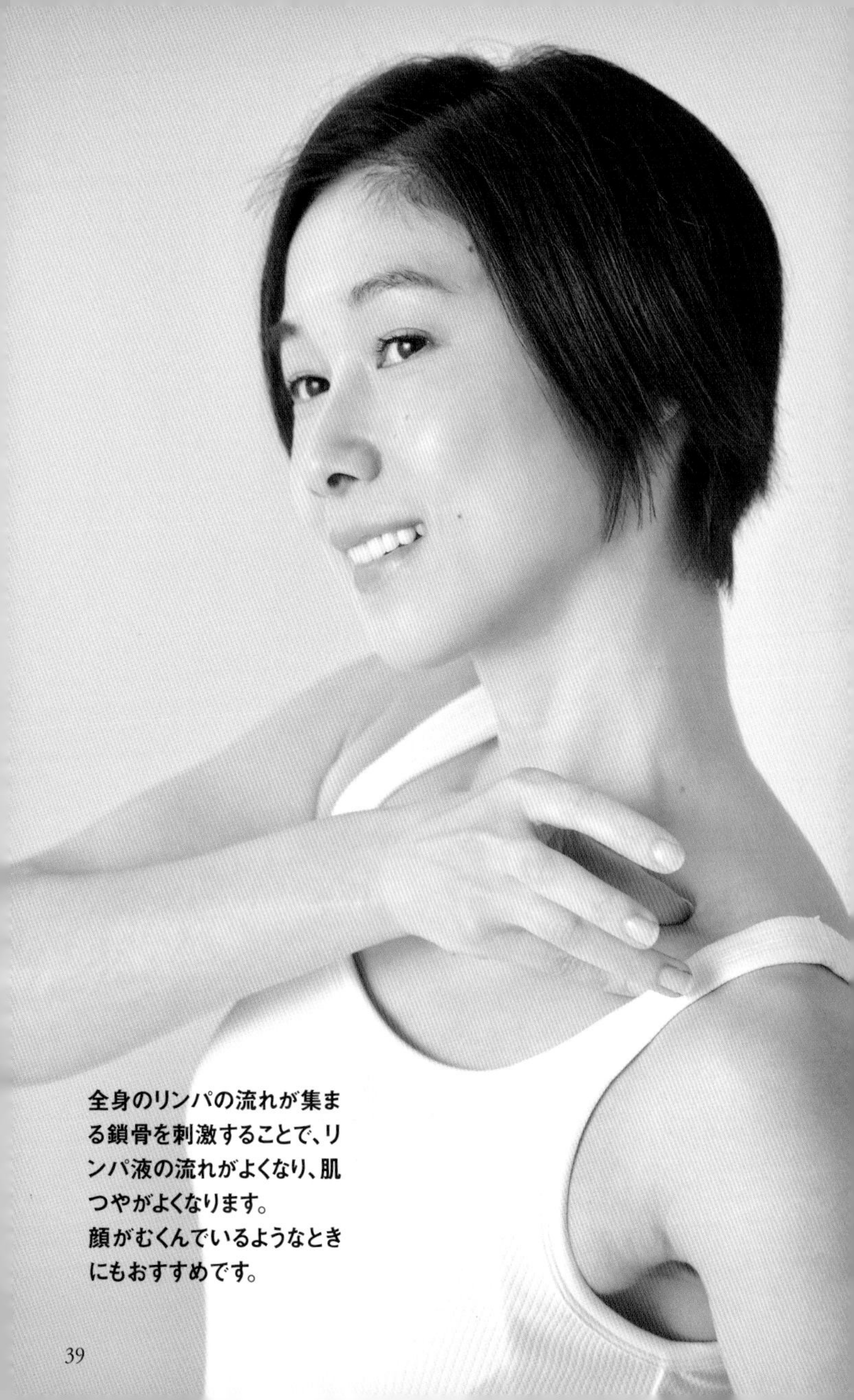

全身のリンパの流れが集まる鎖骨を刺激することで、リンパ液の流れがよくなり、肌つやがよくなります。
顔がむくんでいるようなときにもおすすめです。

ラクに歩いてダイエット

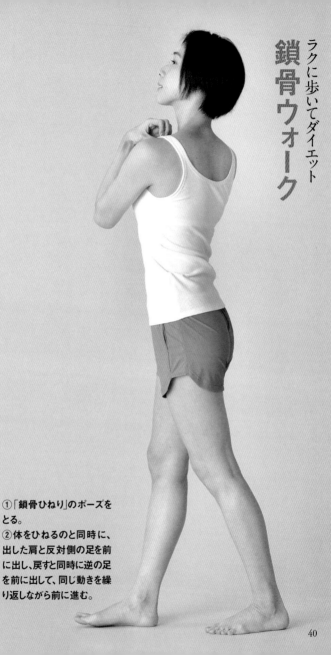

鎖骨ウォーク

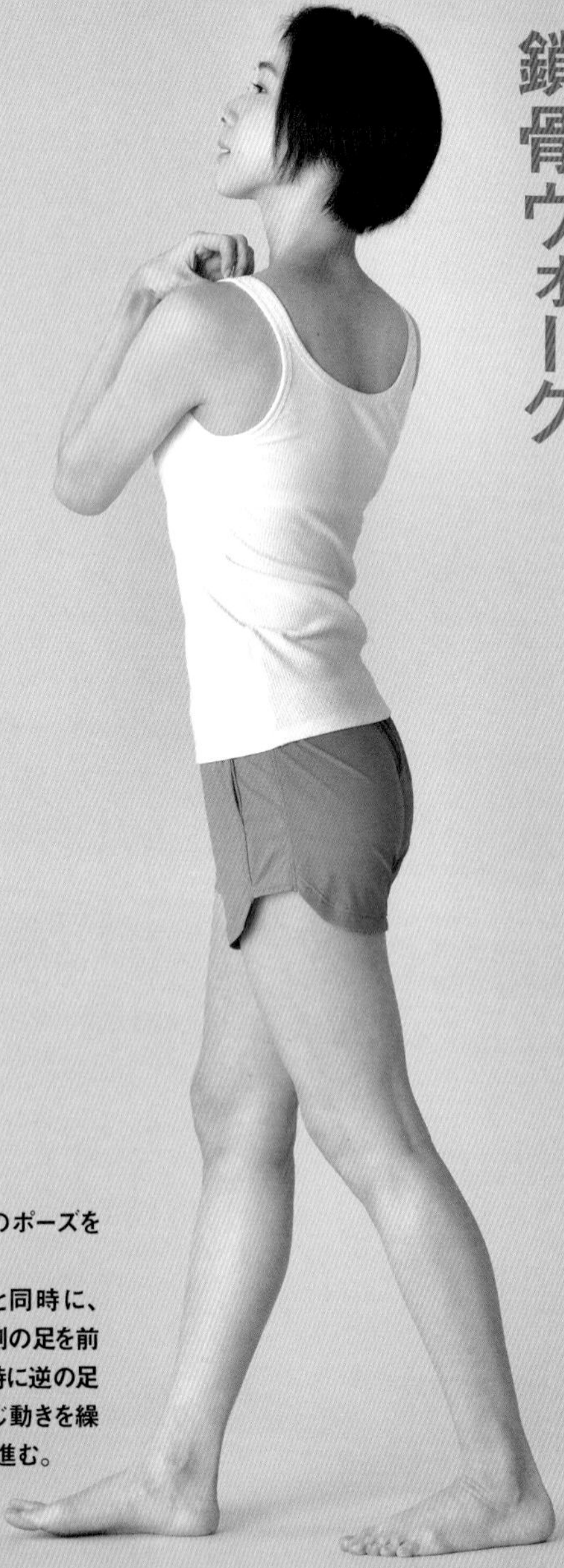

①「鎖骨ひねり」のポーズをとる。
②体をひねるのと同時に、出した肩と反対側の足を前に出し、戻すと同時に逆の足を前に出して、同じ動きを繰り返しながら前に進む。

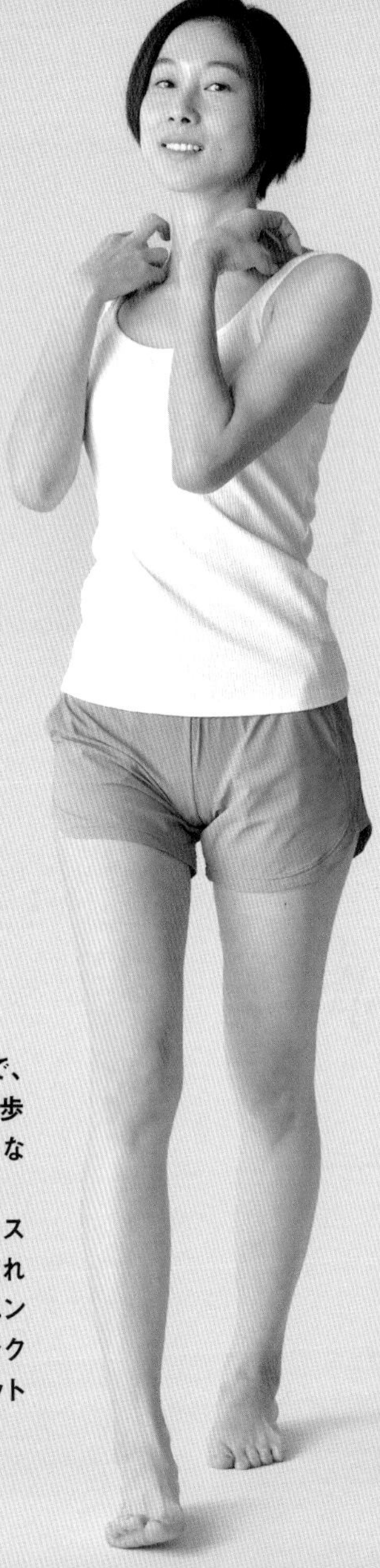

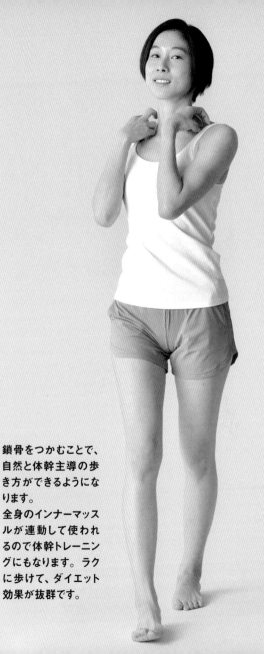

鎖骨をつかむことで、
自然と体幹主導の歩き方ができるようになります。
全身のインナーマッスルが連動して使われるので体幹トレーニングにもなります。ラクに歩けて、ダイエット効果が抜群です。

頑固な肩こりも解消

手首肩甲骨《けんこうこつ》伸ばし

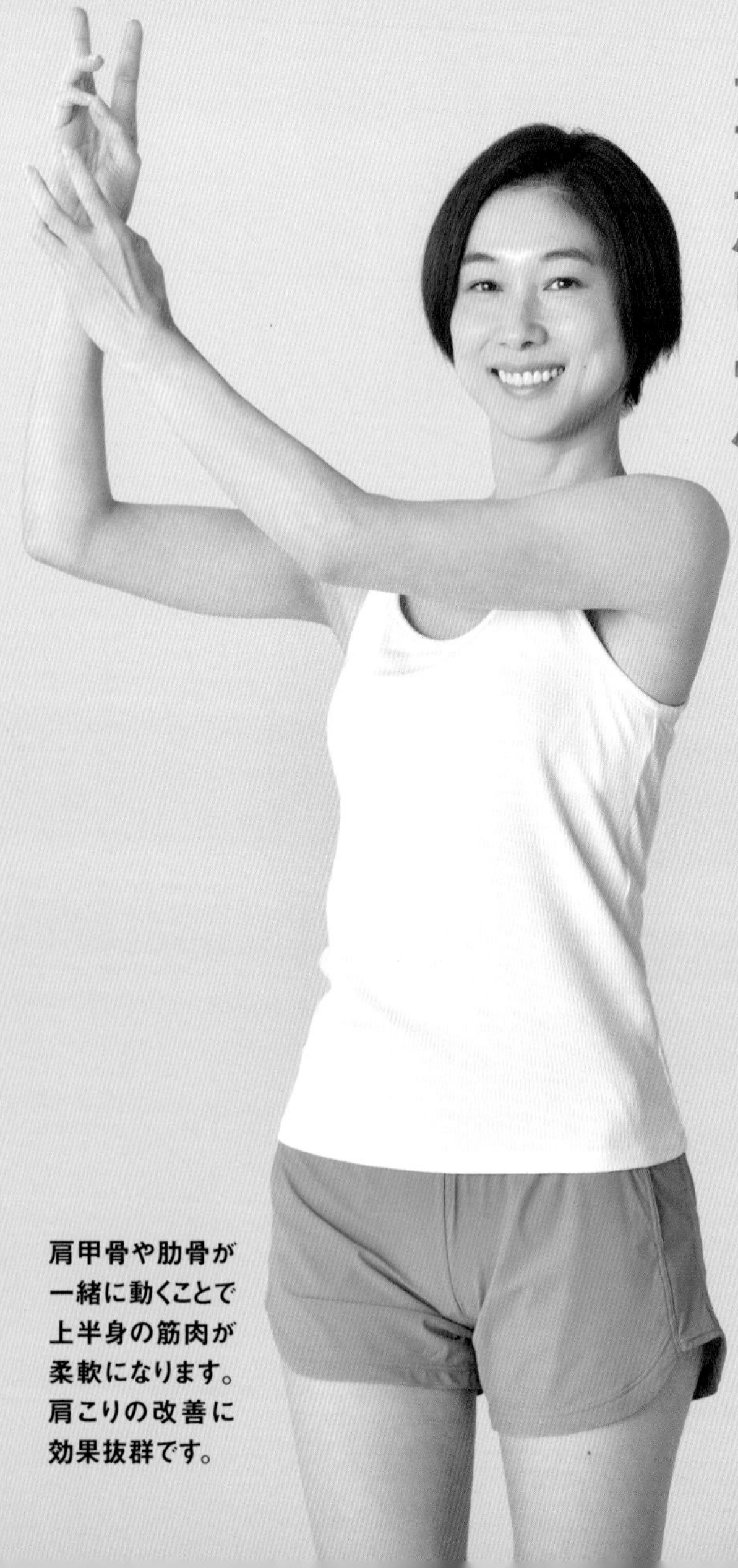

肩甲骨や肋骨が一緒に動くことで上半身の筋肉が柔軟になります。肩こりの改善に効果抜群です。

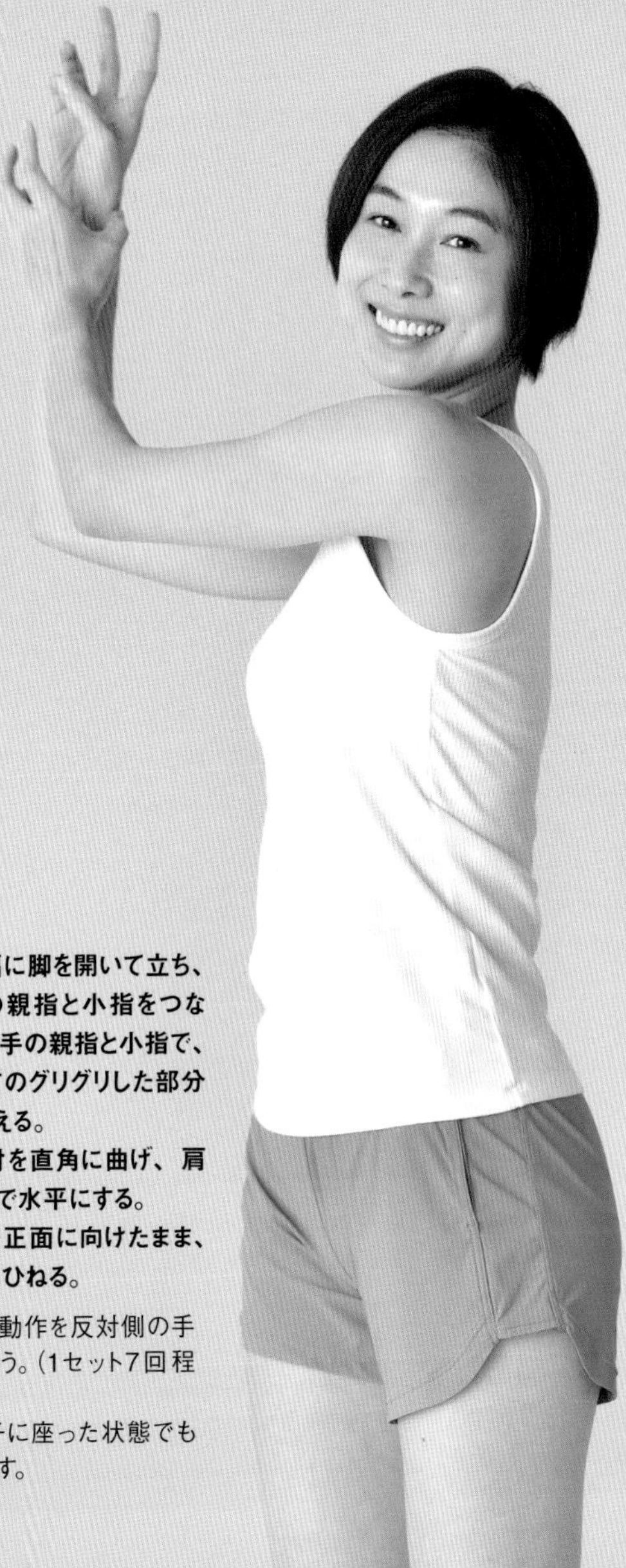

①肩幅に脚を開いて立ち、右手の親指と小指をつなぎ、左手の親指と小指で、右手首のグリグリした部分を押さえる。
②右肘を直角に曲げ、肩の高さで水平にする。
③顔を正面に向けたまま、後方にひねる。

※同じ動作を反対側の手でも行う。（1セット7回程度）
※椅子に座った状態でも行えます。

6 体の中心を意識すると下半身は安定する

体の中心に位置する丹田《たんでん》（へそ下3寸＝約9センチの場所）は、骨を意識して歩くために重要な場所です。

中心を起点にすることで、下半身が安定して、体幹を効率的にスムーズに動かせるようになります。

丹田は氣持ちを落ち着かせたり、氣力を充実させるために有効なツボでもあります。

①両手の親指と小指でU字形をつくり、おへその下にある「丹田」にあてる。
②鼻から息を吸いながら、親指と小指をあてた部分を強く押し込む。
③押し込んだ両手がお腹の弾力で返ってくるのを感じつつ、息を口から吐きながらパッと両手を離す。（両手で押し込んだとき、自然と跳ね返ってくるような弾力がある場所が丹田）

※7回1セットを2〜3回繰り返す。

丹田を刺激してから歩くと、自然と丹田のあたりから引っぱられるように体幹を使って歩けるようになります。
全身の精氣が集まる丹田に刺激を入れることで、肝臓《かんぞう》や腎《じん》臓《ぞう》の強化にもつながります。

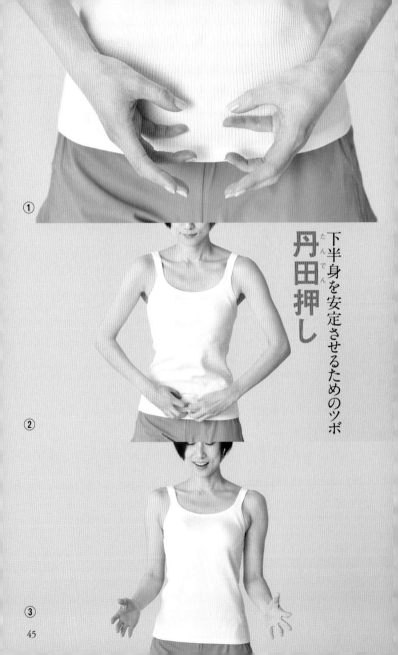

下半身を安定させるためのツボ

丹田《たんでん》押し

①

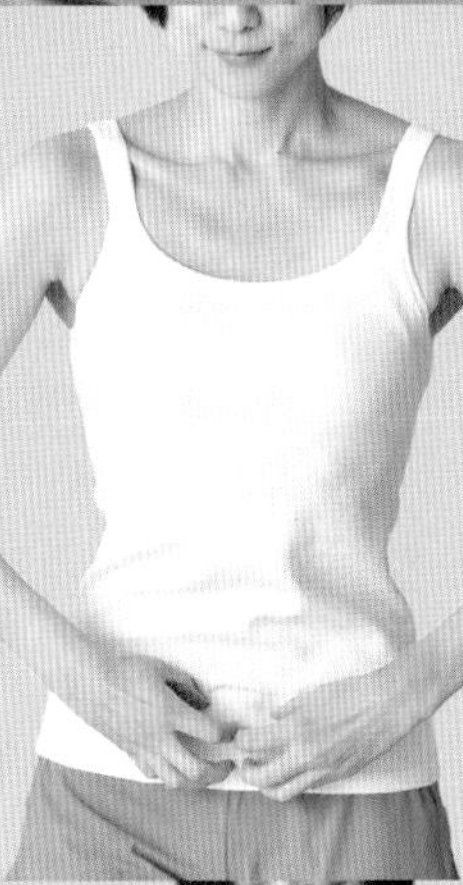

②

③

7

心と体をゆるめるための秘訣は「笑顔」！

人は笑顔になるだけで、筋肉の緊張がゆるみ、柔軟性がアップします。

鼻筋の筋肉がゆるむことで酸素が入りやすくなるので、呼吸も整ってラクに歩けるようになります。

あなたが笑顔でいれば、まわりの緊張もほぐれてきて自然と心地よい空氣にみたされるはずです。

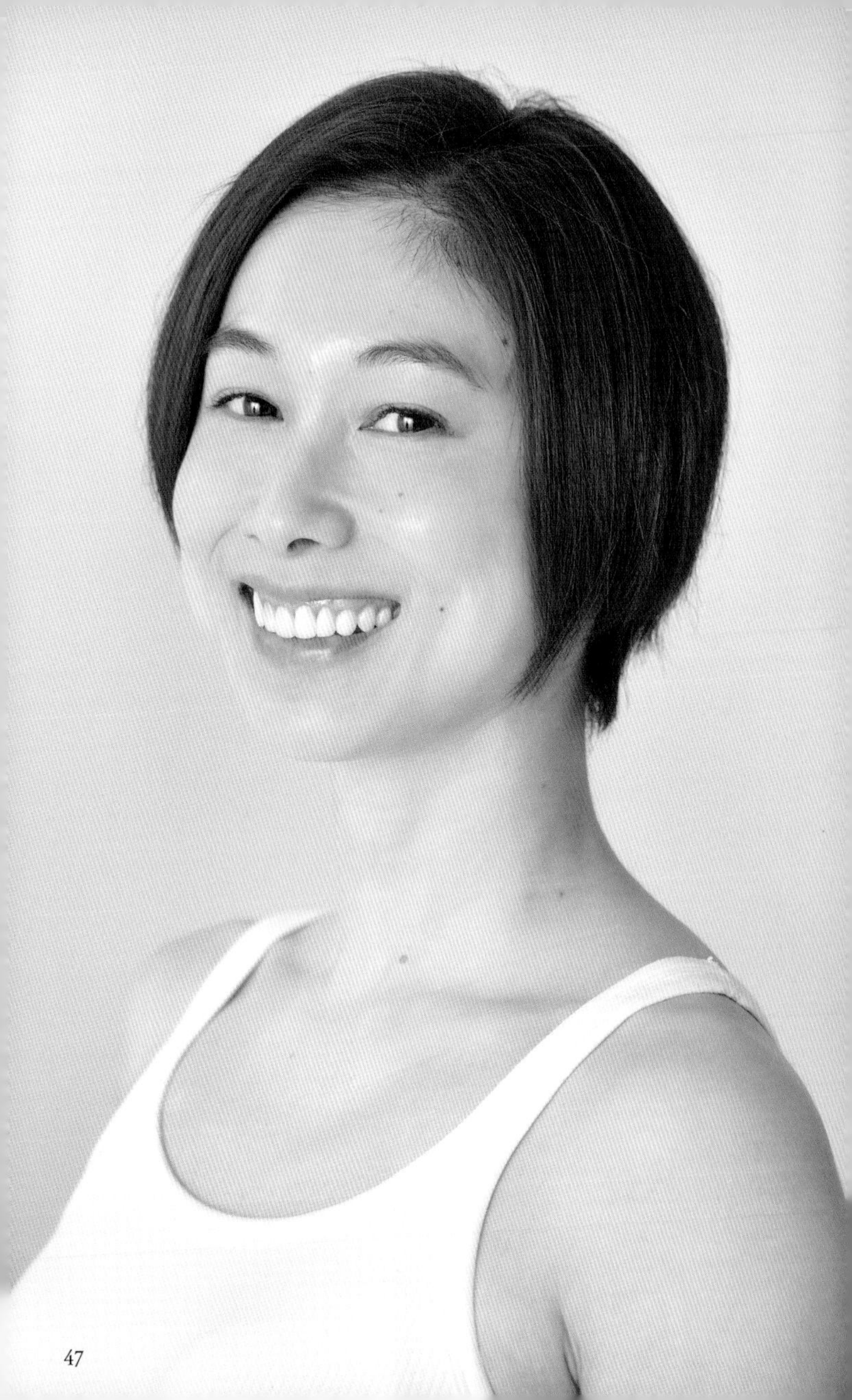

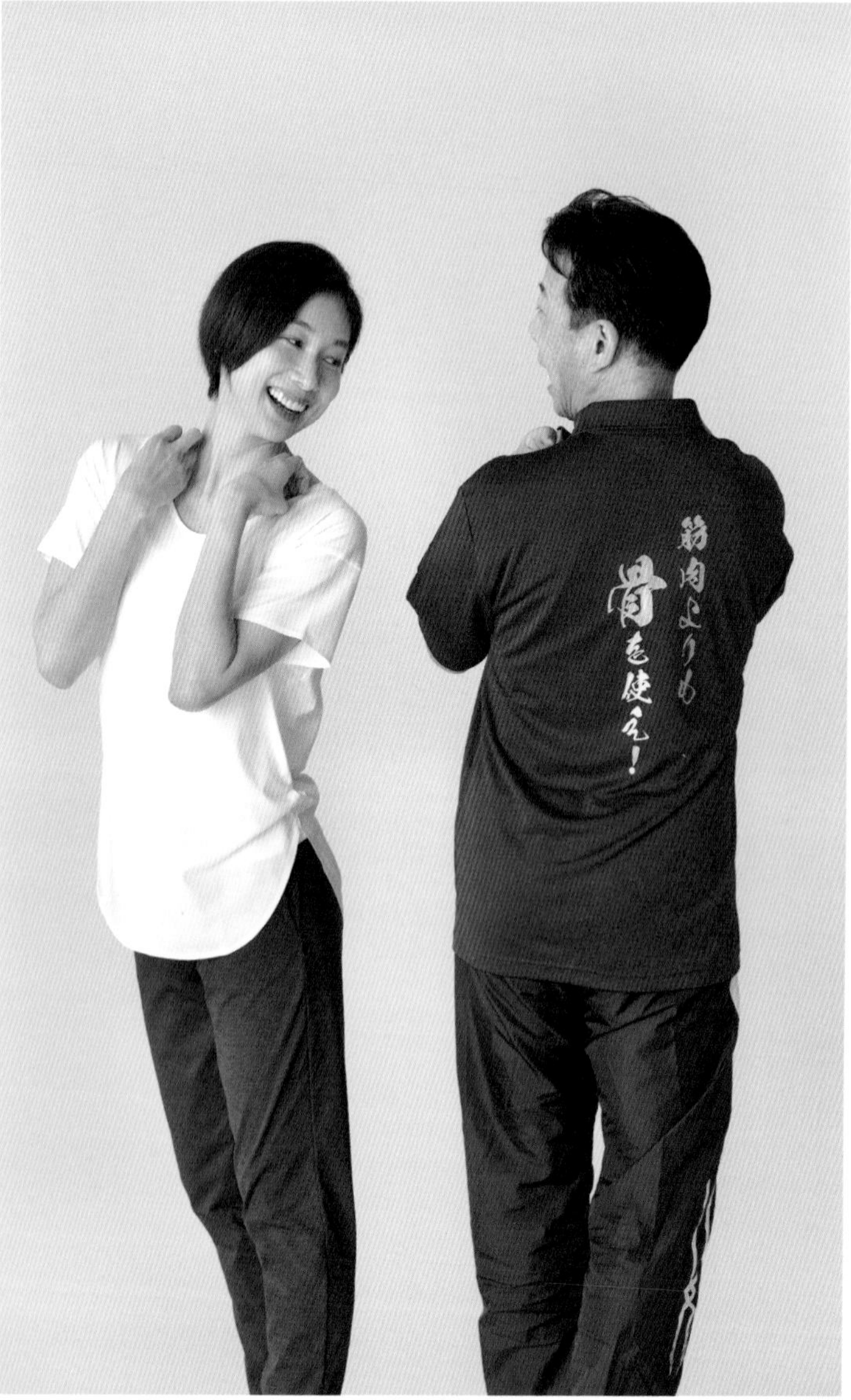
筋肉よりも
骨を使え！

歩く力

骨ストレッチ式ウォーキング

はじめに

最近は全国どこでも熱心にウォーキングをしている人の姿を見かけるようになりました。

人生100年時代を迎えて、健康寿命への関心が高まるなか、誰でも氣軽に取り組める健康法は「歩く」ことです。

ところが、せっかく健康のために励んでいるのに、間違った歩き方で、腰痛や膝痛などの不調を抱えてしまう人も多いようです。

そもそも私たちは、氣がついたら当たり前のように不自由なく歩けているので、日常生活で自分の「歩き方」を意識することなんてほとんどないはずです。

ではなぜ、大人になったいま、「歩き方」をあらためて見直す必要があるのでしょうか？

それは、いつの間にか自分流のよくない癖が習慣化してしまい、歩くことが体の声に反した不自然な動作になってしまっているからです。

〝無駄な力〟を使って体に負担をかけているので、疲労が蓄積して、なかなか疲れが抜けなかったり、節々《ふしぶし》に痛みが出たりするのです。加齢に伴いその症状が進むと、ひどい場合には自分の足で歩けなくなることさえあります。

体に負担のかからない自然な歩き方を取り戻すためには、絡まった糸をほぐすように、もう一度、原点に立ち返る必要があります。

私が考案した「骨ストレッチ」は、筋肉ではなく「骨」を意識して動かすことで、滑《なめ》らかに動ける体を手に入れるためのメソッドです。

骨にアプローチして、一つひとつの動作の善し悪しを自分の体に聞いてあげることで、本来の自然な歩き方がよみがえります。

何ひとつ特別なトレーニングを必要とせず、正しく歩くだけで、簡単に体も心もラクになるのです。

いまあなたが抱えている腰痛や肩こりなどが劇的に改善して、いくつになっても自分の足で歩ける健康な体を必ず手に入れられます。

この本でコツをつかんで、歩くのがこんなにも楽しくて心地よいことだったのかと思い出してください。

第1章

あなたの「歩き方」は大丈夫？

まずは自分の歩き方をチェックしてみる

あなたは自分がどんな歩き方をしているか意識したことがありますか？

私が全国で行っている講習会では、初めて「骨ストレッチ」を体験する受講者に必ずしてもらうことがあります。

「何も考えずに、いつも通りに歩いてみてください」

歩く前に左右の腕をまわしてもらったり、前屈をしてもらって、現在の柔軟性や可動域《かどういき》を確認してもらいます。そのうえで、まず20メートルほど歩いてもらうのです。

そして、直後に同様に柔軟性を確認してもらうと、ほぼ8割近くの受講者の可動域が歩行前より明らかに悪くなります。

もしこれが何キロも歩いた後であれば、筋肉疲労のせいにすることができるかもしれません。でも、たった20メートルほどしか歩いていないのです。

みなさん驚かれるのですが、こんな短い距離を歩いただけで、なぜ体が硬くなってしまったのでしょうか。

それは、「体よりも先に足を前に出して歩いている」からです。

膝下を振り出して、重たい胴体を脚の筋肉だけで一生懸命に運び続けたから、一歩、踏み出す度に脚の筋肉に負担がかかって、その影響がすぐに体に出てしまったのです。

この歩き方では筋肉の疲労が早まりますから、継続的に長い距離を歩くことが難しくなります。

ところが、真面目な人ほど、もう少し頑張ろうと無理をして、筋肉だけではなく、足関節や膝関節、股関節《こかんせつ》にまで負担をかけてしまうのです。

歩くときに、片方の足が地面に着いた瞬間に動きをとめて静止してみてください。もし胴体（体幹《たいかん》）よりも膝が前に出ているようなら、それは体に負担のかかる歩き方です。

重たい胴体（体幹）が先に前に出て、後から脚が追いついてくれれば、脚力（筋力）に頼らずに効率的に歩けるのに、無駄な力を入れて体に負担をかけてしまっているのです。

筋力に頼ったその不自然な歩き方が習慣化すると、肩こり、腰痛、膝痛などを抱えることになります。

ところで、あなたのいまの歩き方は大丈夫ですか？

私の考案した「骨ストレッチ」のすべてのメソッドに共通するのは、骨を意識することで、いかに自然な身体のつながりを取り戻して体をラクにするかということです。

私たちは普段、自分の体の動きをことさらに意識する機会がほとんどありません。ですから、私はまず受講者に自分のいまの不自然な体の動かし方を知ってもらうことから始めるのです。

日本人と西洋人の歩き方の違い

いま書店の健康本のコーナーには、ウォーキングに関する様々な書籍が並んでいます。そのなかで指南されているのは概《おおむ》ねこんな内容です。

・背筋を伸ばして正しい姿勢をキープする
・いつもより大股で歩く
・かかとから接地して母趾球《ぼしきゅう》で地面を押す（蹴る）
・腕を大きく振る

講習会にくるほとんどの人が最初はこれらの指南書に書かれているような歩き方をします。背筋をピンと真っ直ぐに伸ばして、大きく腕を振り、地面を蹴りあげている。

きっと、自分では正解の歩き方をしているつもりなのでしょうが、そのぎこちない歩き方はどう見ても不自然で、西洋人の歩いている姿と重なります。

正直に言うと、私はいまある多くの指南書が西洋式の発想に拠《よ》りすぎているように思えてずっと違和感がありました。

そもそも日本人と西洋人とでは骨格が異なります。さらには、歩き方にはその国の歴史や生活習慣といった文化も影響しているはずです。

たとえば、西洋人は膝下を大きく振り出して歩きます。昔から椅子に座る生活をしていましたから、椅子をお尻で押すようにして立ち上がるので、自然とお尻の筋肉（大臀筋《だいでんきん》）や腿《もも》の後ろの筋肉（大腿二頭筋《だいたいにとうきん》）が発達しています。骨盤《こつばん》も前傾氣味ですから、脚の筋肉に頼って歩いても疲労しにくいのです。

一方、日本人は長年にわたって畳の上で生活していましたから、あぐらや正座の姿勢から立ち上がるときには、主に大腰筋群《だいようきんぐん》（インナーマッスル）を使っていました。西洋人と比較すると骨盤も後傾氣味ですから、脚の筋肉だけに頼って歩いていると、脚への負担がどうしても増してしまうのです。

筋肉に頼った歩き方を続けると股関節が壊れていく

私たち日本人が西洋人のように脚の筋肉に頼って歩き続けると、股関節が自分の体重や地面からの衝撃を支えきれず、疲れが出たり、ときには痛みを感じることになります。

ところで、みなさんはこの股関節がどこにあるかご存知ですか？

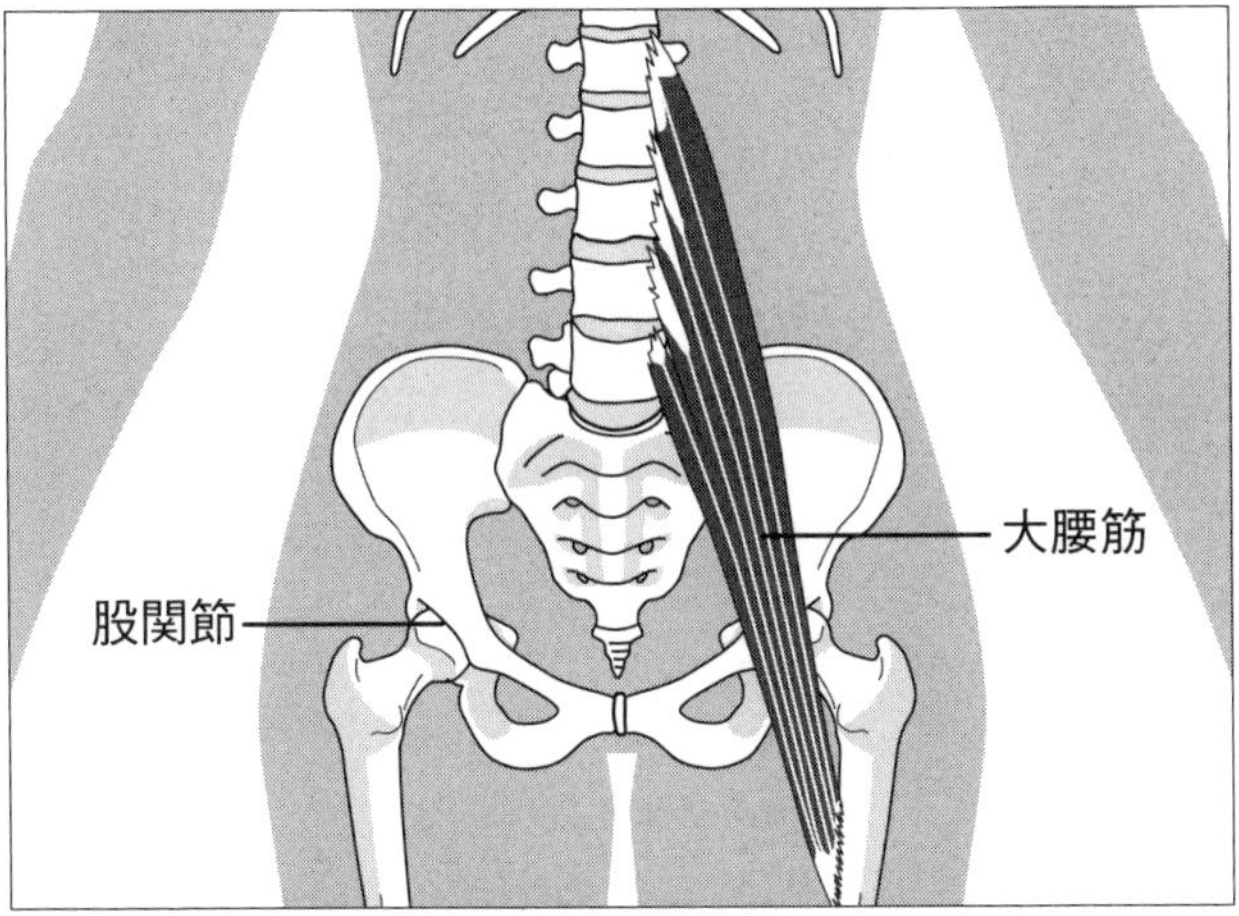

ビートたけしさんが「コマネチ、コマネチ」のポーズで手を当てる場所？　そう思い込んでいる人が多いのですが、実はそこは鼠径部《そけいぶ》で股関節はそのもっと奥にあります。

股関節は英語では「ヒップジョイント（hip joint）」といいますが、ヒップという言葉が示す通り、みなさんがイメージしているよりもずっとお尻側にあるのです。

この股関節は、私たちの体の中で最も大きな関節で、上体と脚の骨格をつなぐ関節として、人が「歩く」うえで重要な役割を果たしています。

ところが、日本の高齢者には、長年、筋肉に頼った無理な歩き方をしてきた影響で、この股関節に痛みを抱えて歩行が困難になる人が多いのです。老後に自分の足で自由に歩けなくなるほど辛《つら》いことはありません。

西洋人と同じような歩き方を正しいと信じて歩き続けていれば、痛みや故障を抱えてしまうのも当然のことです。

そこで、私はこの国の風土のなかで培《つちか》われてきた「日本人に合った歩き方」とはどういうものなのかを、これまでの常識にとらわれずに考えてみることにしました。

そして、たどり着いた答えが、**体（体幹）を「固める」のではなく「ゆるめる」**ということでした。

その際に大きなヒントになったのが、昔の日本人の体の使い方です。

昔の日本人が教えてくれる体の使い方

「どうやって歩いたらいいの？」

この台詞《せりふ》を日本でいちばんよく耳にするのはいつだと思いますか?

それは一月の「成人の日」なのです。

成人式で初めて着物に袖《そで》を通した若い女性をまず戸惑わせるのは、スカートやパンツを穿《は》いている普段の感覚で、膝下を振り出して歩こうとすると裾《すそ》がはだけてしまうことです。それではせっかくの楚々《そそ》とした佇《たたず》まいも台無しです。

きっと、動きに制約のない洋服で過ごしている現代の女性には、昔の日本人がこんな不自由な着物で日常生活を営んでいたなんて信じられないでしょう。

しかし、当時の人たちは先祖代々受け継がれてきた、自分たちに合った自然な体の使い方を熟知していました。

着物を着た時には膝下を振り出すのではなく、「骨格」(骨)を上手く使うことでラクに歩けるのです。

以前、講習会で訪れた山形県酒田市の資料館で、明治時代の小柄な女性が米俵5俵(300キロ相当)を平氣な顔で担いでいる写真を見て、私は昔の日本人の優れた身体感覚に衝撃を受けました。

まさに「骨身《ほねみ》に任せた」立ち方を熟知しているからこそ、これだけの重量にも耐えられたのでしょう。

私の考案した骨ストレッチも、筋肉に頼るのではなく、骨格（骨）をいかに連動させるかに着目したメソッドですが、昔の日本人の体の使い方からは実に多くのことを学んでいます。

実際に着物に袖を通すだけでも、いかに昔の日本人が理にかなった体の動かし方をしていたのか実感できるはずです。

人の指には役割がある

次に、昔の日本人の履き物について考えてみましょう。

西洋から靴が入ってくる以前の日本人は、草履《ぞうり》や下駄、草鞋《わらじ》などを履いていました。

実はここにもラクに歩くためのヒントが隠されています。

その前に、まず知っておいていただきたいことがあります。それは、人の指にはそれぞれに役割があるということです。

「骨ストレッチ」では、手の親指と小指をつないで輪をつくるポーズが基本になるのですが、これは役割の違う二つの指の性質を活用したものです（64・65ページ参照）。

具体的に言うと、親指はブレーキ、小指はアクセルの役割を担《にな》っています。

たとえば、台所で包丁を握っているときのことを思い浮かべると、この意味はおわかりになるはずです。小指に力を入れていればうまく切れるのに、親指に力が入った途端に包丁は急に扱いにくくなってしまいますよね。

骨ストレッチの基本ポーズでは、役割の反するその二つの指をつないで互いの力を相殺《そうさい》することで、ニュートラルな状態を生みだして、体から無駄な力を抜いていきます。体の末端《まったん》を制御して、体幹をゆるめるわけです。

手の指と同様に、足の親指もブレーキの役割を担っています。

歩いていて急に立ち止まると、必ず親指や母趾球に力が入りますよね。

もしイメージしにくかったら、ビーチサンダルを履いて急に立ち止まってみ

「骨ストレッチ」の基本ポーズ

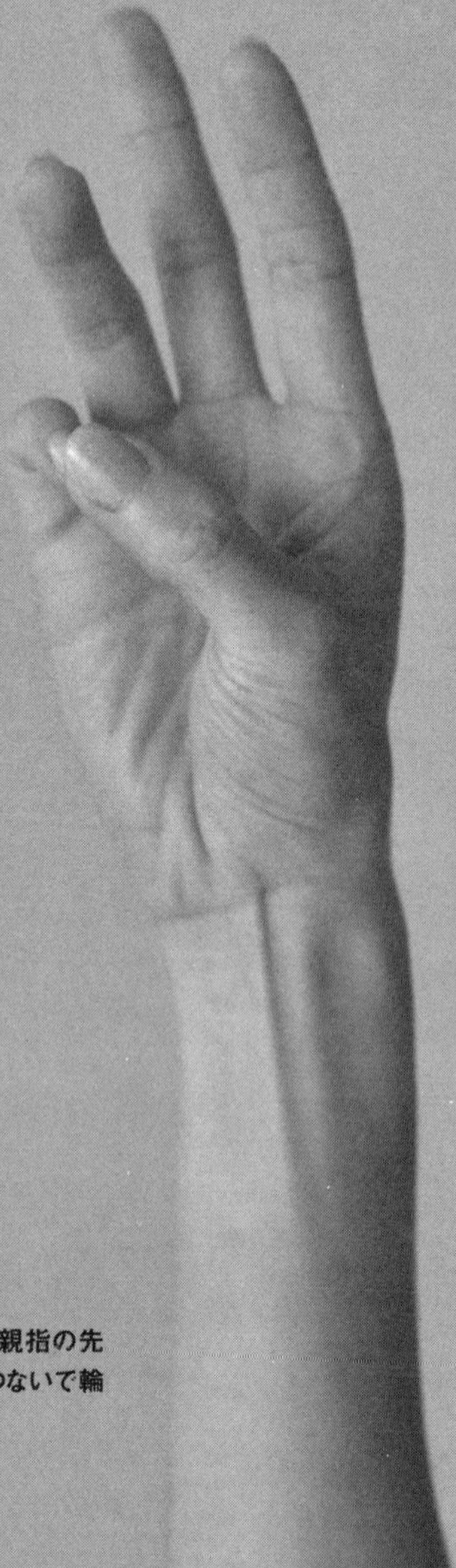

①片方の手の親指の先と小指の先をつないで輪をつくる。

この「基本ポーズ」をつくることで、体の末端の動きが制御され、体幹をゆるめていきます。

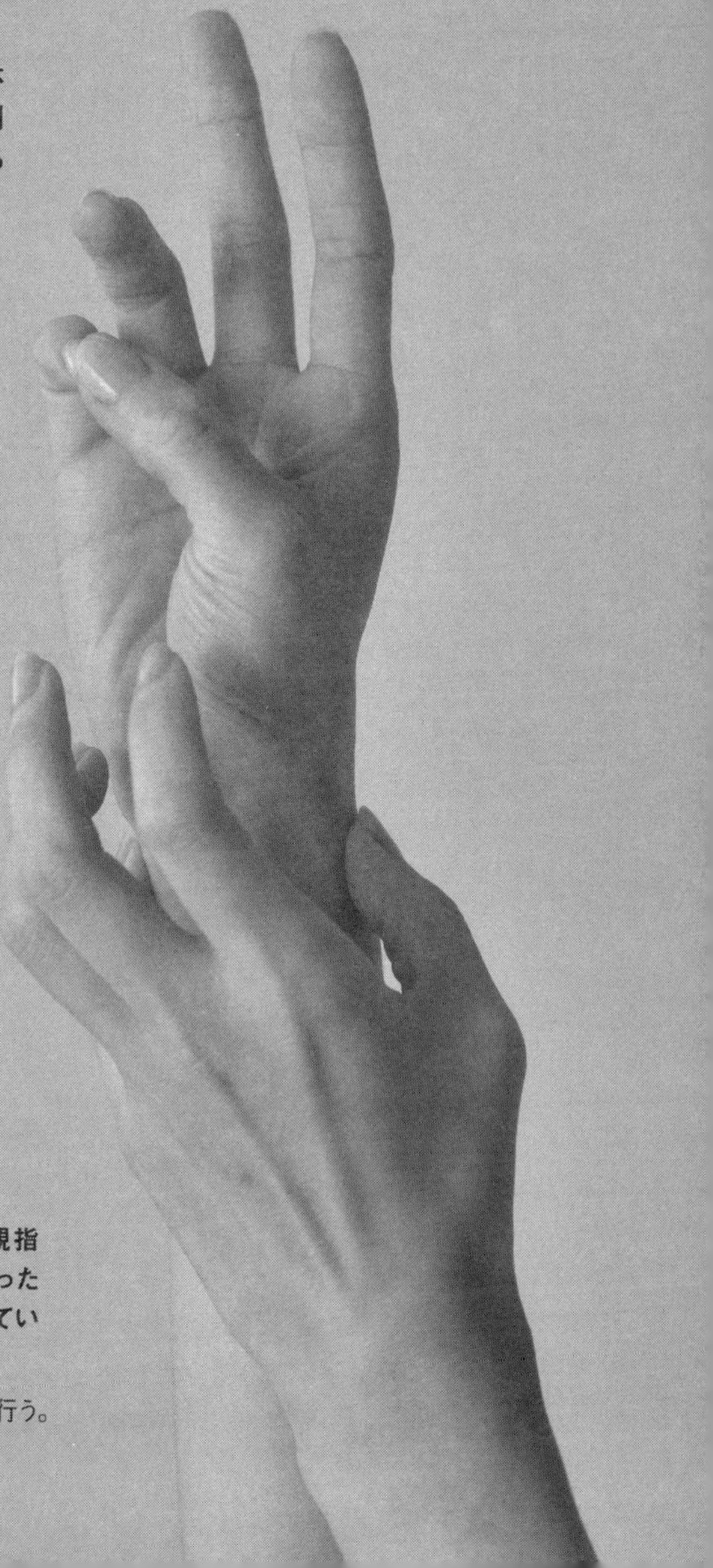

②もう片方の手の親指と小指で、輪をつくった手の手首の出っ張っている骨をつかむ。

※左右の手を替えて行う。

てください。親指にかなりの力が入っているはずです。

逆に、もし親指や母趾球のあたりで踏ん張って歩いているとしたら、それはブレーキをかけながら前進しようとしているようなもので、体力ばかりが消耗して長い距離を快適に歩けないどころか、ケガや痛みにもつながりかねません。

ラクに歩くためには、まず止まろうとする身体の動きをいかに制御して少なくするかが重要になってくるのです。

当時の日本人は、鼻緒《はなお》を足の親指と人差し指で適度な力で挟むことで、力を分散させて余計なブレーキがかからないようにしていました。

そして、「リード指」である中指に重心を置くことによって、滑らかに体重を移動させ、足に負担のかからない効率的な歩き方を実現していたのです（この歩き方については次章で詳しくお伝えします）。

お手本は赤ちゃんの歩き方

武術の世界では、動作の際に地面を蹴って踏ん張る状態を「居着《いつ》く」と呼んで、効率の悪い動きとして戒《いまし》めています。

踏ん張ることで肉体的な負荷がかかり、次の動作への移行が遅くなってしまいますから、真剣勝負で相手を斬り損ねたときにもし居着いていたら、それは即「死」を意味したのです。

これは武術に限らず、すべての運動に通じることで、ラクに歩くためにも居着かないことは重要になってきます。

これは言いかえると、いかに力の抜けた自然体でいられるかということです。ところが、この「力を抜く」ということが、簡単そうに思えて実はいちばん難しいのです。頭ではわかっていても、ついどこかに余計な力が入ってしまう。

そんなときに思い出すのが、赤ちゃんのヨチヨチ歩きです。

人が生まれてまず最初にする運動は寝返りです。そこからハイハイを経て、二本の脚で立つようになります。最初は危なっかしくて何度も転んだりしながら、いつの間にかヨチヨチとそこら中を歩きまわるようになっている。

この可愛らしいヨチヨチ歩きを目にして、いつも私が驚かされるのは、その絶妙なバランス感覚です。

頭や胴体（上半身）の重さを使って重心を前に運び、もうこれ以上前に倒れたら転んでしまうと思われる瞬間に反射的に脚を出して上体を受け止めている。まるでペンギンのようにペタペタとフラットに着地して体を安定させているのです。

まだ筋力のついていないゆるゆるの無防備な体で、自分の体重だけを使って全身のバランスを巧みにとって歩いている。そこには無駄な力は一切入っておらず、地面に居着く瞬間がまったくありません。

あたかも自然界の動物たちのように、頭で考えることなく本能のままに滑らかに動いている。これだけの動きを誰に教わることもなくできるようになるなんて、人が持って生まれた能力のすごさをあらためて思い知らされます。

ところが残念なことに、成長して段々と筋力がついてくると、多くの人はなぜか赤ちゃんの頃の自然な歩き方を忘れてしまうのです。

腕を大きく振り、膝下を振り出してかかとから接地したり、親指や母趾球で地面を強く蹴るようにして歩いている赤ちゃんなんて私は見たことがありません。

どうか、大人になったいまこそ、普段は意識しない自分の歩き方を見つめ直してみてください。脚の筋肉だけに頼ったいまの歩き方が、いかに体に負担をかけているのかを再確認できるはずです。

次章では、体に負担をかけない歩き方を取り戻すための方法を詳しくお伝えしていきます。

第2章

自然でラクな歩き方を取り戻す

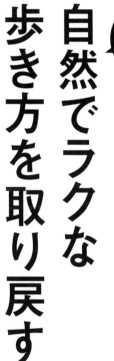

筋トレはほんとうに体にいいの？

いま広く一般的なトレーニング方法として浸透しているのが、いわゆる「筋トレ」です。トレーニングジムでは、多くの人が体力増進や健康、美容のために筋トレで汗を流しています。自宅で腹筋や背筋、スクワットなどに励んでいる人もいると思います。

でもこれらの筋トレは、私たちが「心地よく動ける体」を手に入れるためにほんとうに有効なのでしょうか？

結論からいうと、私の答えは「ノー」です。

実は私も陸上短距離のスプリンターとして、若い頃は腹筋や腕立て伏せなど、筋力強化のためのトレーニングに熱心に取り組んでいました。けれども、思うような結果が伴わず、腰痛や肉離れなどのケガに泣かされ続けていました。

現役引退後、自分の苦い経験をもとに、体に負担のかからないトレーニング法を追究するなかで、人間の体の仕組みや日本の体操などから学び、考案したのが「骨ストレッチ」なのです。

では、心地よく体を動かすためにはなにが必要だったのでしょうか？

それは**「筋力」ではなく「骨」の動き（骨格）を意識して、体の末端（手足）と体幹（胴体）を連動させて有機的に動かす**ことでした。そのためには、**体幹を「固める」のではなく「ゆるめる」**ことがなによりも重要だったのです。

誰もが知っている代表的な筋トレに腹筋や背筋がありますが、これらは体の表面を覆《おお》う表層筋《ひょうそうきん》（アウターマッスル）を鍛えるトレーニングです。ところがこの表層筋を筋トレでガチガチに固めてしまうと、その内側にある深層筋《しんそうきん》（インナーマッスル）を連動させて動かすことが難しくなってしまうのです。

表層筋は深層筋と違って鍛えるとすぐに結果が目に見えますから、六つに割れた腹筋や引き締まった背筋を鏡で見ればたしかに達成感は得られるでしょう。

ただ、厳しいトレーニングでパワーアップをしてどんなに見た目が逞《たくま》しくなったとしても、大切なのは日常生活を営むなかでの動作であり、そこで体が心地よく動かなければ意味がありません。

最近は、「いくつになっても自分の足で歩けるようにスクワットをしましょう」などとよく耳にします。

ところが、スクワットで鍛えられるのは腿の表側にある筋肉で、ここは主にスピードをゆるめたり、ストップしたりするためのブレーキの役割を果たしています。基本的に、人間の身体は前側がブレーキ、後ろ側がエンジンの役割を担う構造になっていますが、いわゆる普通のスクワットで、歩くのに重要な腿の後ろ側の筋肉をうまく鍛えられる人はほとんどいません。

せっかく滑らかな歩き方を目指しているのに、動作を止める「ブレーキ筋」だけを鍛えることになってしまっているのです。

また、「筋トレ」がいいという声を鵜呑《うの》みにして、いくら一生懸命トレーニングに励んだとしても、筋力をつけることがすぐに動ける体につながるとは限りません。

むしろ特定の部位のみの筋力アップによって、体全体のバランスを崩してケガや痛みにつながるケースも多いのです。

文藝春秋の新刊

5

2020

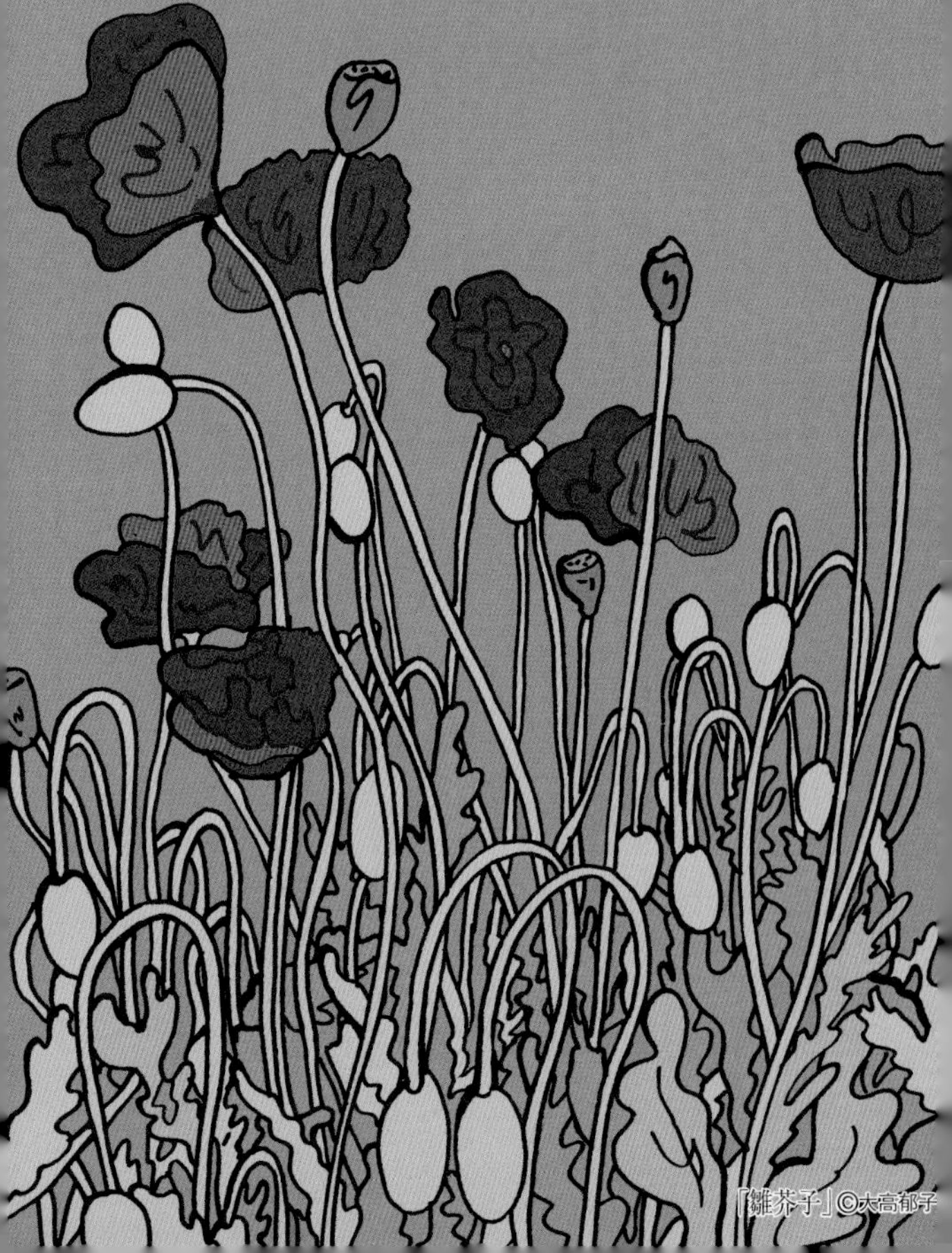

「雛芥子」©大高郁子

●史上最大の危機、企業は個人はどうすべきか

コロナショック・サバイバル

日本経済復興計画

経済危機の第1波は、ローカル産業壊滅（現況）。第2波で大企業がやられ、第3波は金融恐慌だ。コロナで世界はどう変わるか

◆5月11日
四六判
上製カバー装
1200円
391229-5

冨山和彦

●闇社会の抗争に跳梁する、美しくも凶暴な不死の者たち

妖《あやかし》の掟

人の世の日陰で数百年を共に生きてきた紅鈴と欣治の運命が、ヤクザの抗争によって動きだす。『妖の華』に続く最強ヒロイン登場！

◆5月14日
四六判
上製カバー装
1700円
391203-5

◆発売日、定価は変更になる場合があります。
表示した価格は本体価格です。これに消費税がかかり定価となります。

富岡幸一郎

●〝しつけ〟をやめてみませんか？

小児科医が伝える

オンリーワンの花を咲かせる子育て

子どもを尊重する「オーストラリア式」声かけから、「叱る」のではなく「教える」子育て法まで。どんな子でも輝かせる感動の育児書

◆5月27日
四六判
並製カバー装

1300円
391210-3

松永正訓《ただし》

●胸がひりひりする著者初の本格長編恋愛小説

スーベニア

両親、友だち、恋人と呼べない関係だけど大好きな人、再会した元カレ……。三十代半ばの働く女性の人間関係と複雑な心模様を描く

◆5月22日
四六判
上製カバー装

1600円
391211-0

しまおまほ

●ブルース・リーに捧げる衝撃の学園バイオレンス

血まみれ鉄拳ハイスクール

暴力の支配するその学園を人はカンフー・ハイスクールと呼ぶ。壮絶な抗争を拳で切り抜ける少女を描く気鋭のノワール作家の問題作

◆5月28日
四六判
並製カバー装

2000円
391212-7

ライアン・ギャティス　夏来健次訳

文春文庫〈5月の新刊〉

5月8日発売

台湾を舞台にした圧倒的青春小説！

僕が殺した人と僕を殺した人

東山彰良

700円 791485-1

二人の天才を滅ぼした背徳的な愛

サロメ

原田マハ

680円 791486-8

五年の武者修行から帰ってみれば……濃密な傑作時代小説

遠縁の女

青山文平

640円 791487-5

女子高生三人の手探りの関係。心をかきたてられる名作

最愛の子ども

松浦理英子

730円 791488-2

イケメンが集う人力車屋を舞台にした青春小説第二弾！

車夫2 幸せのかっぱ

いとうみく

790円 791489-9

人生の再出発に挑む男と女。現代に響く傑作長編

もしも、私があなただったら

白石一文

710円 791491-2

2冊同時刊行

佐伯泰英

妖力をもつ老剣術家の狙いとは!?

冬桜《ふゆざくら》ノ雀《すずめ》 居眠り磐音(二十九)決定版

730円 791493-6

年の瀬の尚武館に、ひとりの武芸者が現れる——

侘助《わびすけ》ノ白《しろ》 居眠り磐音(三十)決定版

730円 791494-3

ゆとり世代の直木賞作家の爆笑エッセイ

風と共にゆとりぬ

朝井リョウ

670円 791495-0

『苦汁100%』が〝濃縮還元〟されてパワーアップ！

苦汁100% 濃縮還元

尾崎世界観

690円 791496-7

夏のすき焼きは、あの奥座敷で…人気の美味エッセイ

すき焼きを浅草で

平松洋子 画・下田昌克

670円 791497-4

私は男性に泣かされた事はないが、泣かした事はあるのだ

ヒヨコの蝿叩き〈新装版〉

群ようこ

630円 791498-1

とはいえ私は、「筋トレ」すべてがよくないと一概に否定するつもりはありません。筋肉（表層筋）は人間の体にとって欠かすことのできない重要な部位ですし、それがバランスよく鍛えられるのなら問題はありません。

ただ、いま全盛のいわゆる「筋トレ」は、自分の体に合わないトレーニングで無駄な負担を体に強《し》いているだけとしか思えないのです。筋肉をつけることで、心地よい動きが妨げられたり、体を壊してしまったら本末転倒です。

理想はイチローさんの身体感覚

特定の部位のみの筋力アップで故障を抱えてしまうのは、私たちの体が様々な部位の有機的なつながりによって機能しているからです。そして、その核となるのが「骨」なのです。

「骨ストレッチ」は、その骨（骨格）を意識することで、筋肉に頼らずに無理なく滑らかに動ける体を手に入れるメソッドです。

この考え方を体現しているのがメジャーリーグで活躍したイチローさんです。

イチローさんがメジャーへの挑戦を決めたとき、「あんな細身の体型では通用しない」という人もいましたが、みなさんご存じの通りメジャー通算３０００本安打という偉業を達成するなど、いくつもの大記録を樹立しました。そして、デビューから30年近くほとんど大きなケガをすることもなく、２０１９年に惜しまれつつ現役生活を終えました。

私は以前からイチローさんの体の動きに注目していました。筋力に頼ることなく、人間本来の骨の仕組みを意識して、しなやかで滑らかな動きを実践していたからです。

その真髄に触れたのは、２０１６年に放送されたニュース番組でのインタビューです。当時、体を大きくするためのウェイト・トレーニングが選手の間で流行《はや》っていることについて尋ねられると、

「全然ダメでしょ、そんなの。自分の持って生まれたバランスがありますから。それを崩したら絶対にダメ。トラとかライオンは絶対ウェイトしないですからね。人間は知恵があるからいろんなことをやっちゃうけど、本来のバランスを

保っていないと」

そしてさらにこう続けたのです。

「筋肉は大きくなっても、それを支えている関節とか腱《けん》は鍛えられないので。だから、重さに耐えられなくて壊れちゃう。大きくしたら膝にくるし、関節にくる。当たり前のこと」

実はイチローさん自身も、若い頃には春先のキャンプでウェイト・トレーニングをして体を大きくした経験があるそうです。

ところがシーズンの初めは体が思うように動かず、シーズンが進んで筋トレが思うようにできなくなって体が細くなってくると、なぜかスウィングスピードが上がって調子がよくなってくる。そんな経験を数年繰り返して、不思議に思っていたのだといいます。

そしてたどり着いた答えが「自分本来の体のバランスを崩してはダメ」ということでした。

失敗を重ねることで自分なりの理論を導き出し、筋力に頼らず、骨の動きとインナーマッスルの鍛錬で強靭《きょうじん》なしなやかさを身に付けて選手生活を全うしました。

常に体の声を聞きながら、その時々で自分にいちばん合った心地よい動きをブレることなく貫き通したイチローさんの姿勢を、みなさんに目指してほしいと思います。

体型や年齢、性別など人それぞれに違いますが、「心地よく動ける体」を手に入れるためには、まずこの**「自分の体の声を聞く」**ということがなによりも大切なのです。

体幹を「ゆるめる」とは？

これまで「体幹をゆるめる」と書いてきましたが、それがどのようなことなのかピンとこない方も多いでしょう。

そこで、このゆるめる感覚が簡単に伝わるメソッドをご紹介します。頭で考えるよりも、まずは体で感じてみてください。ここでつかんだ感覚は「心地よく歩く」ことの土台にもなっていきます。

【手のひら返し】（※29ページ参照）

①両手の手のひらを上に向け、前腕を前に出して肘《ひじ》を90度に曲げる。

②両手の手のひらをひっくり返して下に向ける。

たったこれだけの動作なのに肩の力が抜けて、緊張がほぐれるメソッドです。体幹をゆるめる感覚を知ってもらうために、まず①の状態のときに、右手の人差し指で左の上腕《じょうわん》二頭筋《にとうきん》（力こぶのあたり）をツンツンとつついてみてください。力が入っていて、押し戻される感じがあるはずです。

次に②の手のひらを返した状態で、先ほどと同様に左の上腕二頭筋をツンツンとつついてください。返す前よりゆるんでいるのが感じられたのではないでしょうか。

もし鏡があれば、①と②の状態での肩の位置を比較してみてください。手のひらを返した②では、明らかに肩が下がって力が抜けているのがわかるはずです。

あるいは、この手のひら返しをする前と後にそれぞれ腕を真上に上げて比較すると、後の方がラクに上げられるでしょう。

手のひらを返すだけの簡単な動作なのに、なぜこのような変化が生まれるのでしょうか？

それは肩関節が内側に動くことで、肩の余計な力が抜けて腕と体幹が連動するようになったからなのです。そうすると、肩関節とつながる鎖骨も動きやすくなります。

人の身体の様々な部位は有機的につながっていますので、体の末端である手のひらを少し動かすだけでも、体全体に影響して骨格の可動域は広がっていきます。これが体幹をゆるめるということなのです。

私はこのメソッドを、面接、試験、短距離走のスタートなどの極度の緊張を強いられる場面でおすすめしています。また、手先がラクに動かせるようになるので、パソコン作業や裁縫、包丁仕事などの指先を使う細かい動作の前にすると効果てきめんです。

骨をつかんで体幹を使う

次に、「骨を意識する」ことでいかに体の動きが変わるのかを体感してください。

これから行ってもらう「鎖骨パンチ」はパートナーと遊び感覚で楽しんでほしいのですが、きっとその想像以上の衝撃に思わず笑ってしまうはずです。余談になりますが、実は「骨ストレッチ」ではこの「笑う」ということも大切なメソッドなのです。人は笑顔でいると、筋肉の緊張がゆるんで柔軟性が格段にアップします。

【鎖骨パンチ】（※82・83ページ参照）

①二人一組で向かい合って立ち、パートナーの出した手のひらに向かって利

女性でも重いパンチが打てる！

鎖骨パンチ

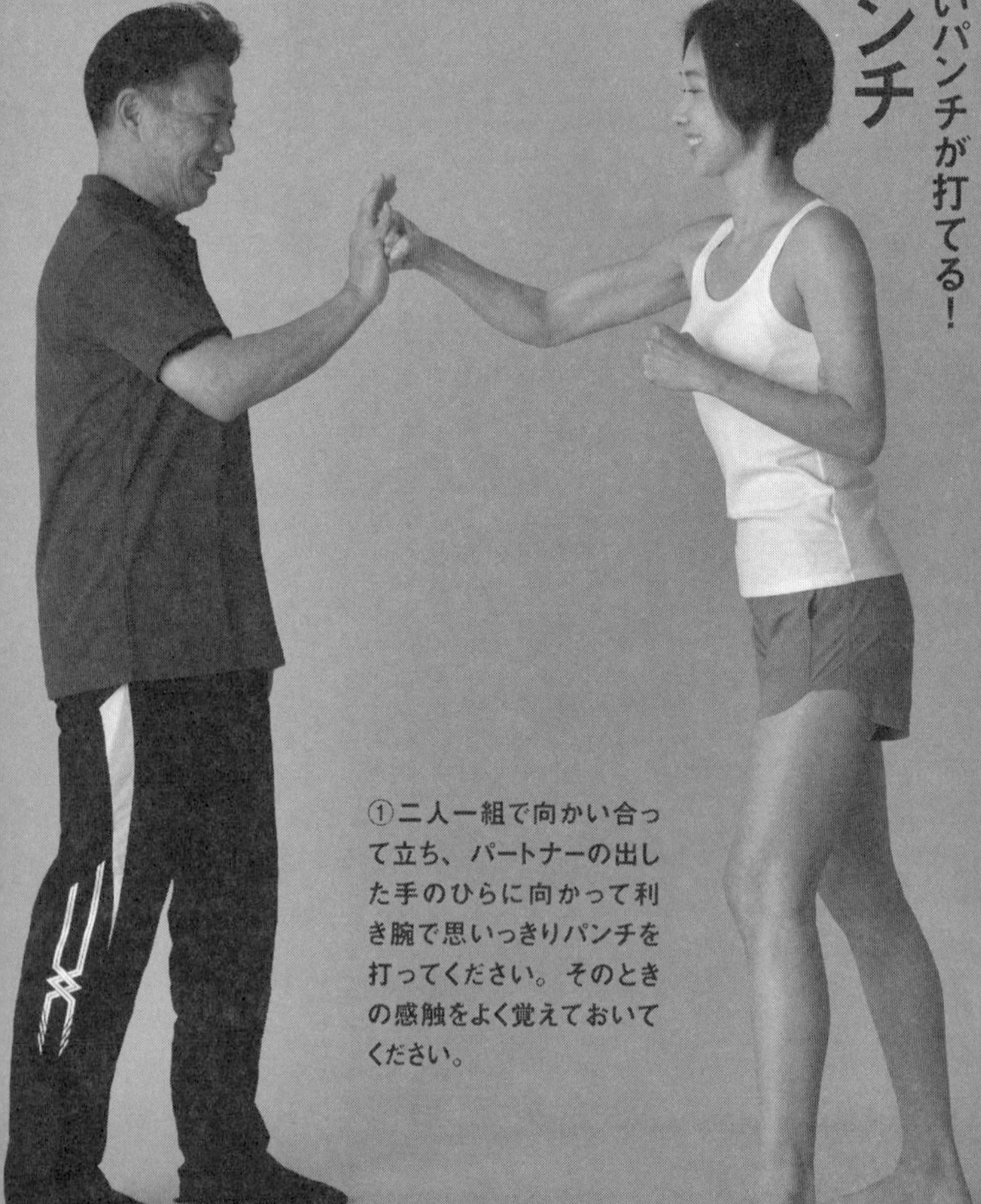

①二人一組で向かい合って立ち、パートナーの出した手のひらに向かって利き腕で思いっきりパンチを打ってください。そのときの感触をよく覚えておいてください。

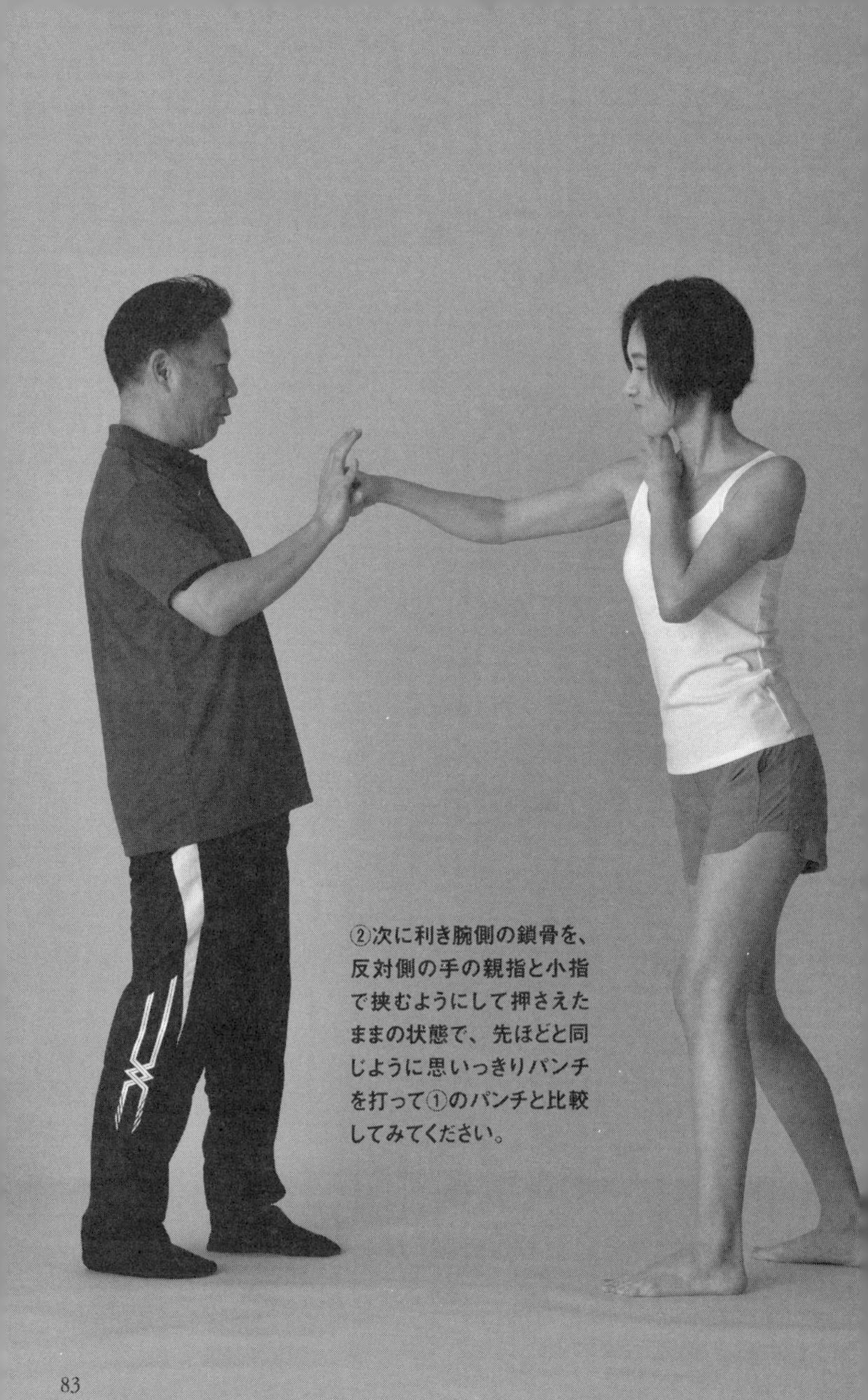

②次に利き腕側の鎖骨を、反対側の手の親指と小指で挟むようにして押さえたままの状態で、先ほどと同じように思いっきりパンチを打って①のパンチと比較してみてください。

き腕で思いっきりパンチを打ってください。そのときの感触をよく覚えておいてください。

②次に利き腕側の鎖骨を、反対側の手の親指と小指で挟むようにして押さえたままの状態で、先ほどと同じように思いっきりパンチを打って①のパンチと比較してみてください。

腕力のない女性でも、驚くほどに重くて伸びのある強いパンチが打てたはずです。

では、鎖骨を親指と小指で押さえただけで、なぜ強いパンチが打てたのでしょうか?

そのカギは「鎖骨」にあります。胸骨《きょうこつ》と上腕骨《じょうわんこつ》をつなぐ要《かなめ》の部分に位置する鎖骨に意識を集中して起点にしたことで、体幹と腕が連動したのです。

それにより腕力だけに頼った「手打ち」が、体の重さを利用した腰の入った「重いパンチ」に変身したわけです。

ご自分の打ったパンチを通して、強い力を生みだすのは「筋力」ではなく、「骨を意識して動かす」ことだと実感していただけたのではないでしょうか。

ここ数年、体幹トレーニングの重要性に注目が集まっています。私は「体幹を鍛える」という考え方自体には同意しますが、ここで氣になるのはどのようなかたちで鍛えるのかということです。

どうも私には、いま一般的に知られている体幹トレーニングのメニューは、ゆるがない軸を作ろうという発想で体幹を固めているように思えてならないのです。

いくら体幹を鍛えたとしても、固めてしまったら可動域が狭まって体の連動性が断ち切られてしまいます。

鎖骨をはじめ、肩甲骨《けんこうこつ》、肋骨《ろっこつ》、骨盤《こつばん》などの重要な骨を介して体はすべてつながっています。体の重さをうまく活用してその骨格を連動させるためには、体幹をしなやかに動かす必要があります。そのために、**体幹は固めるのではなく、ゆるめることが重要**なのです。

体に負担をかけない理想的な歩き方とは？

骨を意識することの重要性を知ってもらったうえで、いよいよ本題であるウォーキングについてお伝えしていきます。

みなさんは体に負担のかからない理想的な歩き方とはどんなものだと思われますか？

それは、まさに鎖骨パンチで体感していただいたように、**体の重さを利用して歩く**ことなのです。

あまりにもシンプルで拍子抜けされたかもしれませんが、実はこの一見簡単そうな歩き方が出来ている人はほとんどいません。

前にも書きましたが、間違った歩き方に慣れて、それが常態化している人にとっては、このシンプルな歩き方が意外に難しいのです。

そこで、まず理想的な歩き方の基本となる、体の骨組みを意識して立つことから始めていきましょう。ラクに立てるようになれば、歩き方も自然と変わっていきます。

【「ダブルT」の立ち方】（※11ページ参照）

①「T」の字を書いた紙を2枚用意して床に並べる。
②両脚を肩幅に開き、くるぶしをTの横のライン、中指を縦のラインに重ねるようにして力を抜いてまっすぐ立つ。

驚かれるかもしれませんが、たったこれだけでもう「骨身に任せて立つ」ことができているのです。

「ダブルT」で立つと、Tの字の交点の部分に体全体の重心点ができます。体の重さがこの重心点に集中するので、余計な筋力を使うことなく「脱力のできた自然体」で立つことができます。

この状態で左右の腕をグルグルまわしてみてください。「ダブルT」で立つ前と比べて、スムーズに大きくまわるはずです。また、前屈をしても無理なく曲げられるでしょう。立ち方をほんの少し変えて脱力できたことで、可動域が広がって柔軟性がアップしたのです。最小限の力で立てるので、疲れにくくもなります。

体の軸と重心点が重なるため、踏ん張らなくても体がどっしりと安定しますし、背骨と足の土踏まずが本来の彎曲《わんきょく》した理想的な「アーチ構造」が形成されて、重い体を無理なく支える土台ができます。

試しに、「ダブルT」で立って、パートナーに横から押してもらってみてください。（※12ページ参照）

踏ん張らなくても、受け流すことができるはずです。

これは、筋肉が過度な緊張から解放されたからで、体の軸を作ろうと意識しなくても自《おの》ずと姿勢が安定するようになったのです。

通勤、通学の満員電車でこの立ち方をすればもうグラつくことはありません。

この立ち方をすると、体が安定するだけでなく、居着《いつ》かない動きができるようになります。

「ダブルT」で立てるようになったら、次はその姿勢を基本にして歩いてみましょう。

【ダブルTウォーク】（※14ページ参照）

①「ダブルT」の立ち方をする。
②そのまま両足の中指のラインを意識しながら前に進む。

慣れるまでは前方にダブルTの紙が歩幅の間隔で並んでいるのをイメージすると、うまく歩けるでしょう。

ここで大切なポイントは、**中指を意識しながら歩く**ということです。

もし、中指のラインをうまく意識できないようなら、両足の中指を手の指で数回強く押してから歩いてみてください。

でも、なぜ中指なのか？

それは、前章でもお伝えしたブレーキ役である親指に力をかけさせないようにするためなのです。

ダブルTは、中指の縦のラインと両くるぶしの横のラインの交点を重心点と定めていますから、歩くときは縦のラインにあたる中指がリードするかたちで重心移動をしていくことになります。

この中指に意識がいくことで親指の力がおさえられるので、踏ん張りがきかず、倒れ込むように自然に前傾して、体（体幹）が脚より前に出るようになります。

つまり、親指や母趾球《ぼしきゅう》にブレーキをかけられずに、体重をうまく利用してスムーズに歩くことができるようになるわけです。

これは体幹を使った理想的な歩き方で、筋肉にも過度な負担をかけることがありません。

ただ、これまで地面を蹴ってブレーキをかけながら、筋肉に頼った歩き方をしてきた人にとっては、この「倒れ込むように前傾する」感覚はなかなかつかみにくいかもしれません。

そこで、この感覚を体得するための具体的なメソッドをいくつかお伝えしていきます。どのメソッドも実践する際には必ず「ダブルT」を意識してください。

【後ろウォーク】（※20ページ参照）

①「ダブルT」の立ち方をする。
②そのまま後方に進む。

後ろ歩きでは膝下が先に出るということがありませんから、自ずと頭と胴体（体幹）が先行して、転ばないように脚が反射的に後からついてくるのを体感できるはずです。

後ろに体重をかけて倒れ込むようにしないと進んでいきませんよね。これが自然な重心移動であり、体のどこにも負担をかけずに体重を利用して歩く感覚です。

5～10mほど歩いた後に、腕をまわしたり、前屈してみると、柔軟性がアップしているはずです。体本来の自然な動きをしたことで可動域が広がったのです。

高橋尚子さんの走り方から学ぶこと

ところで、この後ろ歩きをしている時に、あなたの腕は振られていましたか？ほとんど振られていなかったはずです。

これは、後ろ歩きだけではなく、前方に進む「ダブルTウォーク」でも同様なのですが、体幹を使って歩くと、腕力や脚力に頼る必要がなくなります。重心の移動が推進力になって、自然と腕や脚がついてくるわけです。

もしその動きをイメージしにくかったら、2000年のシドニーオリンピックの金メダリスト・高橋尚子さんの走り方を思い出してみてください。

彼女の走り方の特徴は腕の振り方にあるといわれますが、脇を締めて肘から先の前腕部を体の前方で左右に揺らすように動かしていましたよね。

腕を前後に大きく振り出すそれまでの陸上の教科書とは程遠いフォームです

が、ゆったりと脱力した感じが伝わってきます。
腕を意識して振っているのではなく、体幹が先にいくことで、腕があとから自然についてきています。
高橋さんの腕の動きは民芸品の「でんでん太鼓」の動きにもよく似ています。手足の筋肉に頼ることなく、効率的に体幹を使っている証しがあのフォームなのです。

今度は、「後ろウォーク」でつかんだ重心移動の感覚を思い出しながら、前に進むメソッドで体幹の使い方を実感してください。

【手当て歩き】（※22ページ参照）
①「ダブルT」の立ち方をする。
②右手を胸のあたりに、左手をおへそのあたりにあてる。
③そのままの姿勢で歩く。

※右手と左手の位置を替えて行う。

両手を胸やおへそのあたりにあてて歩くだけですが、腕を振らなくなるので体幹部から自然に動き出します。「でんでん太鼓」のようにまず体幹部（軸）が動き出し、手足の末端部へスムーズに動力が伝わります。

女性の方は着物を着て歩いている感覚を思い出すでしょう。

さらに、前傾姿勢を身につけるためにとってておきのメソッドをご紹介します。

【赤ちゃん抱っこ歩き】（※24ページ参照）

①立った状態で両腕を前に出し、赤ちゃんを抱いているポーズをつくる。
②実際に赤ちゃんを抱いているイメージで歩く。

実際にこの歩き方をすると、思いのほかラクに前に進めて驚かれることでしょう。

それには二つの理由があります。一つは、イメージの力です。「大事なものを抱いている」とイメージすることで、体幹の一帯に意識が集まって、体の軸が補強されるのです。それで、安定してスムーズに次の動作に移行できるようになります。

もう一つは、両腕の重さが体の前側に加わるという物理的な理由です。腕の重さは片腕で体重の約5％といわれていますが、その重みを利用して前傾を促しているわけです。体全体の重さをより効果的に使えるようになりますから、急な上り坂や階段などでもおすすめです。

普段、坂道や階段などで、きつい思いをしている方も多いのではないでしょうか。私たちは脚を上げなくてはならないとつい思いがちですが、逆の発想をすることで、ラクに上れるようになるメソッドをもうひとつご紹介します。

【腿下げ】（※26ページ参照）

①「ダブルT」の立ち方をする。

②左腿を上げた状態で少し止める。

③左腿を下げる時に、左腿裏やお尻の筋肉を意識して地面に下ろす。

※右脚も同じように行う。（左右10回程度）

腿は「上げる」のではなく「下げる」ものだと意識して行ってみてください。子どもをブランコに乗せて後ろから押してあげると、自然に元の位置に戻ってきますよね。これと同じように、腿は上げるときではなく下げるときに力を使うと、反対の腿は自然に上がってきます。

人間の体の後ろ側はエンジンにあたる部分なので、歩く前に「腿下げ」を行うことでラクに進むことができます。

階段を上るときも同じように「腿下げ」を意識するとラクに上れます。急な坂道や登山などの際にもおすすめです。

オリンピックで日本のリレーが強いのはなぜか？

これまでにお伝えしたメソッドを通して、**「体の重さを利用する」「前傾姿勢になる」「中指を意識する」**という、体に負担をかけずにラクに歩くためのコツを体感としてつかんでいただけたのではないかと思います。

ここからは少し視点をかえて、骨を有効に使うためのツボやダイエット法、アンチエイジングの効果などについて、いくつかのメソッドを交えながらさらにお伝えしていきます。

【丸めた紙を持って歩く】（※98・99ページ参照）

①Ａ４サイズほどの大きさの紙を丸めて手に収まる大きさにする。
②両手でその丸めた紙をつぶさない程度の強さで持って歩く。

丸めた紙を持っただけなのに、体が格段にスムーズに動くのを実感できるは

体の末端を制御して体幹を使う

丸めた紙を持って歩く

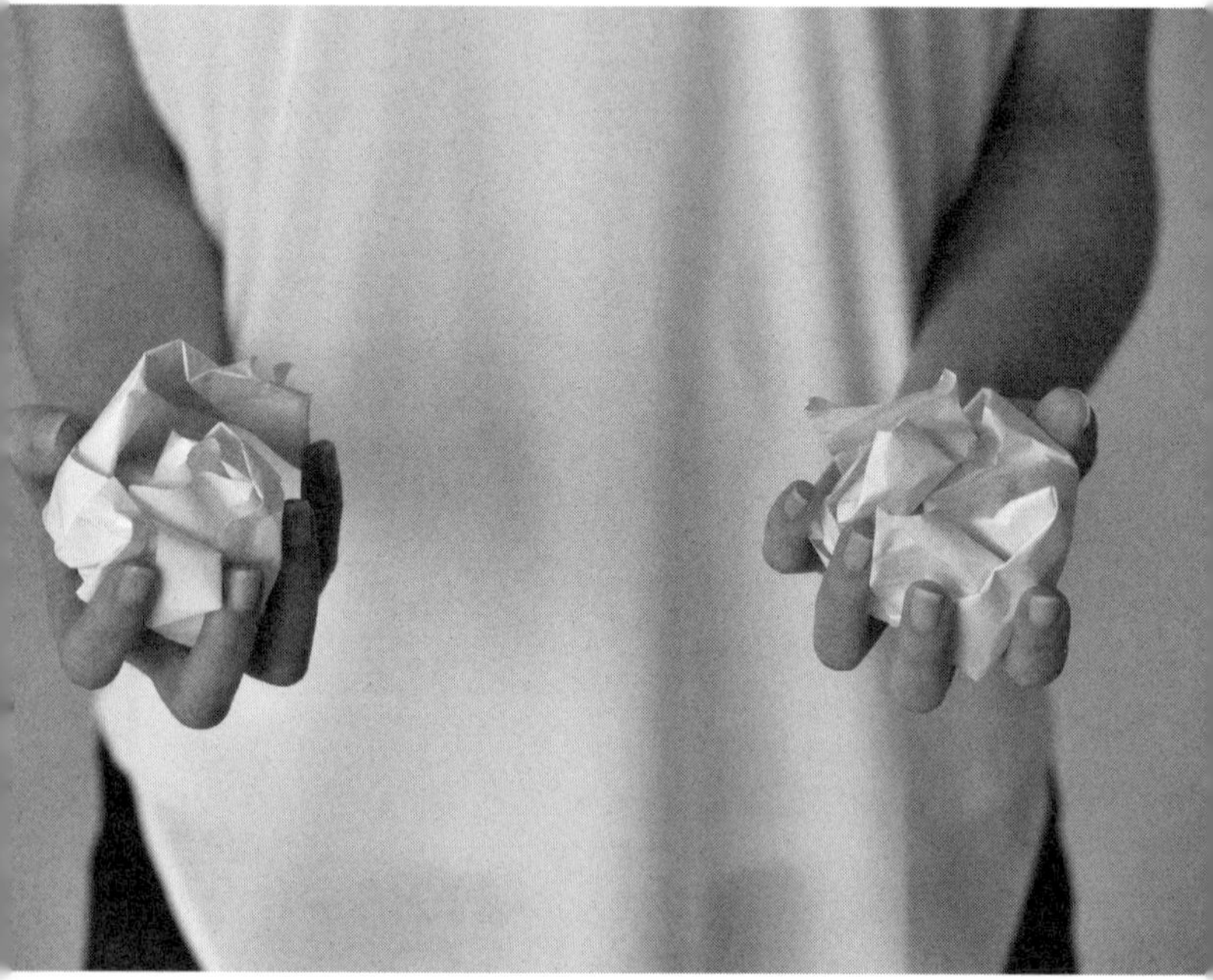

①A4サイズほどの大きさの紙を丸めて手に収まる大きさにする。
②両手でその丸めた紙をつぶさない程度の強さで持って歩く。

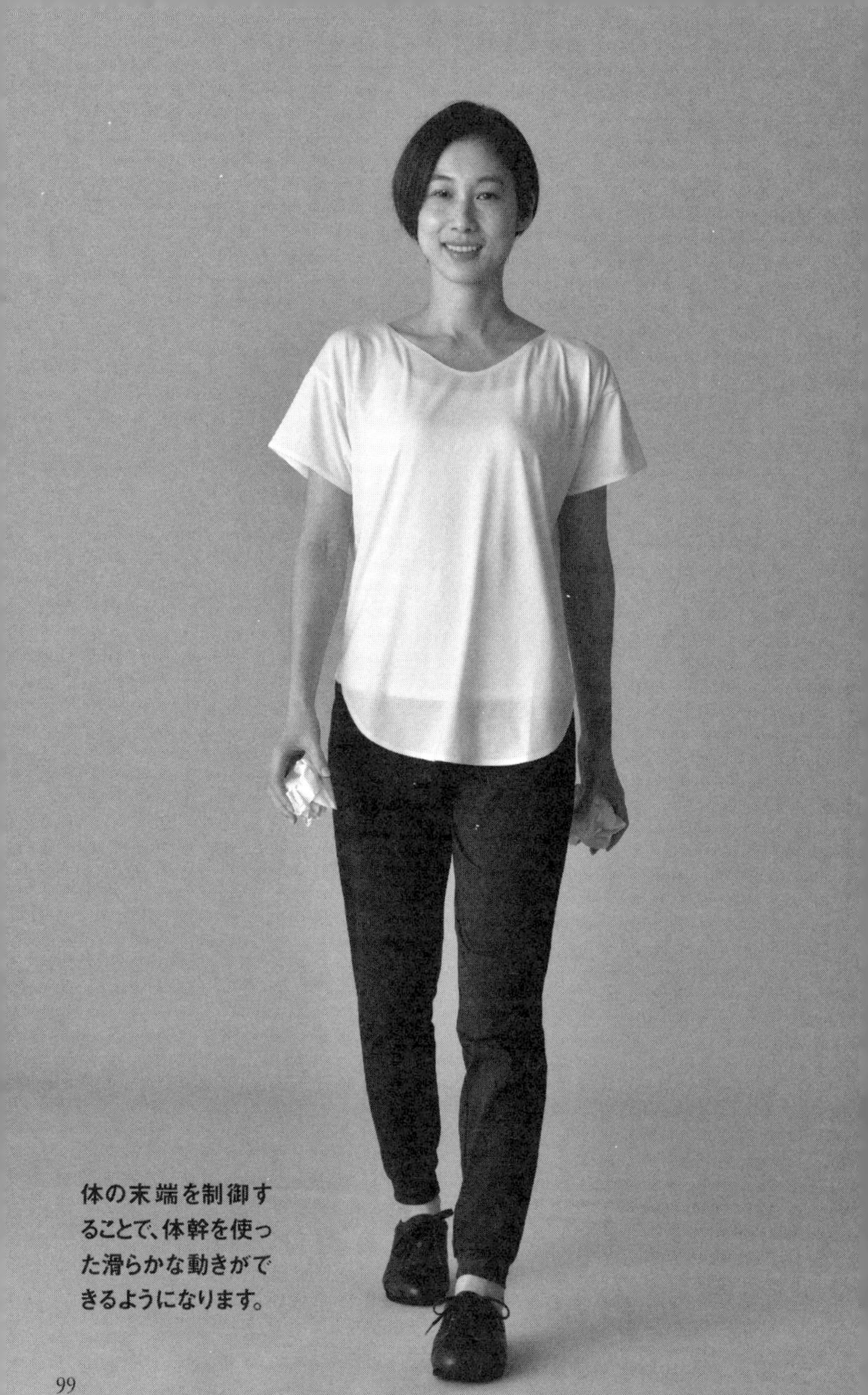

体の末端を制御することで、体幹を使った滑らかな動きができるようになります。

ずです。

ここでは丸めた紙でしたが、「生卵」を持っていると想像してみてください。卵を割らないように適度に力を抜いて持ちますよね。実はこの手先の状態に重要な意味があるのです。

これは前章でお伝えした、親指と小指をつなぐ骨ストレッチの基本ポーズ（64ページ参照）と同じ原理なのですが、体の末端を制御することで、体幹を使った滑らかな動きができるようになるのです。

たとえば、陸上のリレーで使うバトンを持って歩いても同様の効果が得られます。

オリンピックのリレーで、日本は2008年の北京で銀メダル、2016年のリオデジャネイロで銀メダル、と好成績を収めています。

強さの要因にはもちろんバトンパスの技術が秀でていることもあるのでしょうが、レースを観察していると、リレーでは個人レースよりも選手一人ひとりの走りの質が向上していることがわかります。

実際、日本のスプリンターから「バトンを持つとなぜか調子がいい」という話を耳にすることが少なくありません。これにはバトンを持つことによる「体幹と末端の連動」が深く関係しているのではないかと私は考えています。

丹田を意識して歩く

丹田《たんでん》（へそ下3寸＝約9センチの場所）は体の中心に位置しています。東洋医学では全身の精氣が集まり、生命力が宿る場所として知られ、骨を意識して歩くうえで重要な場所です。

【丹田押し】（※45ページ参照）

①両手の親指と小指でU字形をつくり、おへその下にある「丹田」にあてる。
②鼻から息を吸いながら、親指と小指をあてた部分を強く押し込む。
③押し込んだ両手がお腹の弾力で返ってくるのを感じつつ、息を口から吐きながらパッと両手を離す。（両手で押し込んだとき、自然と跳ね返ってく

るような弾力がある場所が丹田）
※7回1セットを2〜3回繰り返す。

丹田を刺激してから歩くと、自然と丹田のあたりから引っぱられるように歩けます。

丹田を意識することが重要なのは、体幹の中心に位置しているからです。その中心を起点にすることで、下半身が安定し、体幹を効率的にスムーズに動かせるようになるのです。

ただ、わかりにくい場所なので、「丹田押し」をして、丹田に氣持ちをもっていきやすくするのです。全身の精氣が集まる丹田に刺激を入れることは、肝《かん》臓《ぞう》や腎臓《じんぞう》の強化にもつながります。

丹田は氣持ちを落ち着かせたり、氣力を充実させるために有効なツボでもありますので、私はここいちばんという氣合いを入れる場面では、必ず丹田を意識するようにしています。

普段から体の中心である丹田を意識して生活すれば、身も心も安定した状態で過ごせるようになるはずです。

簡単にウエストが引き締まる究極の歩き方

普段の生活のなかで、自分の鎖骨を触ることなんてなかなかありませんよね。

ところが、「鎖骨パンチ」でもお伝えしたように、この鎖骨は全身の動きを滑らかにするためのカギを握る重要な骨なのです。

鎖骨は腕の骨と背骨をつなぐ場所に位置していますが、この一帯がスムーズに動くようになると、直接つながっている肩甲骨や肋骨、骨盤などの体幹部の骨が一氣にほぐれて柔軟性がアップしていきます。

ここでは「骨ストレッチ」のメソッドのなかでもダイエット効果抜群の「鎖骨ひねり」と「鎖骨ウォーク」をご紹介します。

【鎖骨ひねり】（※37ページ参照）

①肩幅に脚を開いて「ダブルT」で立ち、両手の親指と小指で左右の鎖骨の出っ張った部分を上下に挟むようにつかむ。（うまくつかめない場合は、骨のあたりを押さえるだけでもよい）

②顔は正面に向けたまま、上半身を左右にひねる。

※7回を1セットに3～4回繰り返すのがおすすめ。

「鎖骨ひねり」をする前と後で、体を左右にひねって比較してみてください。明らかに後の方がラクにひねれることに驚かれることでしょう。

ウエスト一帯が刺激されるため、お腹まわりの脂肪をラクに燃焼させることができて、ダイエット効果が抜群ですから、ウエストのくびれを短期間で作りたい方にもおすすめです。

また、鎖骨リンパ節はリンパ液の「最終出口」ともいわれ、全身のリンパの流れが集まり、最も毒素や老廃物の詰まりやすい場所です。ここを刺激することで、リンパ液の通りがよくなり、肌つやがよくなります。

「美顔」のツボですので、顔がむくんでいるようなときには、親指と小指で鎖骨を軽く挟んで左右の順番で何回かさすってマッサージするだけで、若返り効果もてきめんです（※38ページ参照）。

【鎖骨ウォーク】（※40ページ参照）

①「鎖骨ひねり」のポーズをとる。

②体をひねるのと同時に、出した肩と反対側の足を前に出し、戻すと同時に逆の足を前に出して、同じ動きを繰り返しながら前に進む。

鎖骨をつかむことで、自然と体の重さを利用した体幹主導の歩き方ができるようになります。

体幹主導で歩けるようになると、重心の移動がスムーズになり、これまで3歩かかったところを、2歩でいけるようになるはずです。全身のインナーマッスルが連動して使われるので、体幹トレーニングにもなります。

ラクに歩きながら、ダイエット効果も抜群！　まさに一石二鳥の究極の歩き方です。

自分なりの工夫で歩くことを楽しむ

どんなトレーニングもそうですが、楽しくないと長続きしないものです。もちろんウォーキングも例外ではありません。健康のために頑張るという動機だけではきっと長続きしないでしょう。

たとえば、近くの公園の草花を観察しながら歩くとか、自分なりの楽しみを見つけることで、心に余裕ができて心地よいものになるはずです。

ここでは、私が普段からゲーム感覚で実践している面白い歩き方をご紹介します。ちょっとした工夫で、歩くことが今よりもずっと楽しくなります。

齢《とし》をとると私たちはどうしても猫背になりがちですが、そうするとお尻に力が入りにくくなりますよね。人間は肛門が緩《ゆる》んでくると、心臓と脳の機能も低下するといわれていますから、健康長寿のためにこれは見過ごせません。

また、みなさんの中には加齢や出産で尿漏れに悩まされている方もいらっしゃるかもしれません。せきやくしゃみ、重い荷物を持ったときなどについ漏れてしまう。

原因はどうあれ、尿漏れが原因で憂鬱《ゆううつ》な氣持ちになったり、外出が億劫《おっくう》になったりするのは避けたいものです。

そのために、まずは肛門を締めるトレーニングから始めましょう。トレーニングといってもやり方は簡単、肛門をギュッと締めて、緩める。またギュッと締めて、緩める。この繰り返しです。

これを行うだけで括約筋《かつやくきん》や骨盤底筋《こつばんていきん》が鍛えられ、尿漏れの予防になります。肛門を締めると、体の中心である丹田に刺激が伝わるのがわかるはずです。

深呼吸しながら行えば、全身に酸素を送りこめるので自律神経が整い、心身をリラックスさせることができます。ストレス解消になるので、就寝前や氣持ちが乱れたときにもおすすめです。

【尿漏れ予防ウォーク】

この肛門を締めるトレーニングを歩きながらするのが「尿漏れ予防ウォーク」です。

といっても、長時間歩き続ける必要はありません。自分で負担にならない区間を設定して実践しましょう。

たとえば、「目の前の電信柱から次の電信柱まで」「次に人とすれ違うまで」といった具合です。いつも私はゲーム感覚で楽しみながらやっています。

歩いているときだけでなく、日常の様々な場面で取り入れてみてもいいでしょう。簡単にできて、他の人に氣づかれる心配はありませんから、家事をしながらでも、電車に乗っていても、時間と場所は選びません。

自分なりの「肛門引き締めタイム」を楽しみながら見つけてみてください。

骨を刺激することでアンチエイジング

私が全国で行っている講習会には老若男女、様々な方が参加してくださっています。

そこでなによりも嬉しいのは、何回か通っていただくうちに、ご高齢の方が元氣に若々しくなられていくことです。

腰痛や膝痛、股関節の痛みなどを抱えて外出を控えていた70代の方が、「骨ストレッチ」を実践したことで、海外旅行を楽しめるまでに元氣になられるというようなケースが少なくありません。

ご高齢の方の姿勢がよくなって、表情がどんどん明るくなられていく様子を何度も目にして、私は「骨ストレッチ」にはアンチエイジング効果があると感じるようになりました。

そんな折に、「骨」を特集した「NHKスペシャル　人体」で、骨のなかにはたくさんの細胞がうごめいていて、体全体の臓器を若くするための特別な物質を出していることが、最新の研究で明らかになったことを知りました。

番組のなかで強く印象に残ったのは、骨の中にいて骨をつくる役割を担う「骨芽細胞《こつがさいぼう》」を活性化すると、骨量の減少を食い止められるということです。

人の骨量は25歳くらいから加齢によって減少しますが、運動をするなど意識的に骨に刺激を与え続けると、「骨芽細胞」が活性化して、骨量を上げることができるそうなのです。

この「骨芽細胞」が出す物質のなかには、「記憶力」や「筋力」、「免疫力」、さらには「生殖力」を若く保つ力をもつものまであるそうです。

私は医学の専門家ではありませんので詳しい仕組みまではわかりませんが、「骨ストレッチ」はまさに「骨」に刺激を与えるメソッドですから、そのアンチエイジング効果をあらためて自分なりに確信することができました。

心地よい歩き方は自分の体が知っている

これまで、体に負担をかけずにラクに歩くための方法をお伝えしてきましたが、そのポイントを整理してみましょう。

「歩く」という漢字を思い出してみてください。

歩

上下で分けると、「止まる」を「少なく」で「歩く」です。

「名は体《たい》を表す」ではありませんが、まさにこの漢字には「歩く」ことの本質が言い表されています。いかに止まることを少なくして、動き続けるかが基本なのです。

そのためには筋肉に頼るのではなく、骨を意識して自分の体重（体幹）を利用することが大事でしたね。

ただ、私は「筋肉をまったく使わなくていい」と言っているわけではありません。

休んでいる筋肉が多いほうが、次の動作をよりスムーズにできて、体にも負担がかからないということを知ってほしいのです。

むやみに頑張らず、余計な力（筋肉）を使わないほうが、体はスムーズに動きます。

骨を意識すれば、最小限の力で動けますから、疲労も蓄積しにくく、自ずと腰痛や膝痛、肩こりなどの不快な症状からも解放されていきます。

わざわざ厳しい筋トレをしなくても、骨を意識した正しい歩き方をすれば自然に必要な筋肉は鍛えられていくのです。

この本で初めて「骨ストレッチ」に触れた方は、これまで常識とされてきた歩き方とは異なるので驚かれたかもしれませんが、骨組みを使って立ったり、歩いたりするメソッドを実践することで、その効果を体でわかっていただけたはずです。

なによりも私が大切にしているのは、この「体でわかる」ということです。

頭で理解することも必要ですが、それまでの固定観念にとらわれていると、やがては行き詰まってしまいます。頭はウソをつきますが、体は正直です。

「心地よく歩けているかどうか」、いま自分の体が感じているものこそを信頼すべき拠《よ》りどころにしてほしいのです。

どうか、「自分の体の声を聞く」習慣を身につけて、歩くことで体も心もラクになってください。

第3章

「靴」を見直して足元から健康になる

ヒールの高い「靴」があなたの体を蝕んでいる！

これまでは体の使い方についてお伝えしてきましたが、この章では靴やインソール、靴下などが体に与える影響について考えてみましょう。

サイズや型の合わない靴を履いて辛い目にあった経験は、きっと誰にでも一度はあるはずです。靴擦《ず》れができたり、親指や小指が痛くなったり……。

そんなときには、どんなに高級でカッコイイ靴でも「もう二度と履きたくない！」と投げ出したくなりますよね。

足に合わない靴を履くことで、一日中、不快な氣持ちで過ごすことになってしまう。もちろん、氣持ちだけではなく、体への影響も侮《あなど》ることはできません。

ハイヒールやパンプスなど、かかとの高い不安定な靴を履く機会が多い女性にとってはなおさらです。

それを象徴する社会運動が、２０１９年の新語・流行語大賞のトップ10にも選ばれて注目された「#KuToo（ハッシュタグ・クートゥー）」です。

これはセクシャルハラスメントを告発する社会運動「#MeToo」になぞらえて、「靴が苦痛」という意味合いを込めた造語で、営業職や接客業に就く女性が、職場で着用を義務付けられているヒールの高い靴に「ノー！」の声を上げた社会運動です。

私は男性ですからヒールの高い靴を履くことはありませんが、それでもあえて声を上げた彼女たちの氣持ちがよくわかります。

体に負担をかける靴の代表格は、極端につま先立ちになるハイヒールです。**このつま先立ちこそが体にとっては最悪の状態**なのです。

ハイヒールのつま先部分は細くつぼまっていますから、指先はぎゅっと寄せられて常に窮屈《きゅうくつ》な緊張状態を強いられます。その状態が続くと足の骨格は徐々に変形していきます。

また、親指と母趾球だけで踏ん張って全体重を受け止めざるを得ないので、バランスを取ろうとして、足首や脛《すね》、ふくらはぎには過度な負担がかかりパンパンに固まってしまいます。

ふくらはぎは「第二の心臓」とも呼ばれ、心臓から出て足元まで巡った血液を重力に逆らってまた心臓に送り返すためのポンプの役割を担う重要な場所です。そのふくらはぎが硬化《こうか》すると、血流が悪くなって全身に不調を及ぼすことになります。

ときには、ふくらはぎのコリが四十肩、五十肩の原因になることさえあるのです。

さらには、足裏全体が伸びてそっくり返ってしまうので、普段はアーチを描いている土踏まずもクッションの役割を果たすことができなくなります。

そんな足に合わない靴を長時間履き続けていれば、脚だけではなく全身の節々が固まって、体が悲鳴を上げるのも当然です。それでも我慢し続けていれば、慢性の腰痛や膝痛、頭痛、外反母趾《がいはんぼし》などに悩まされることになってしまう。

もちろん、一方で靴はおしゃれを楽しむための重要なアイテムですから、ついデザイン重視でヒールの高いカッコイイ靴を選んでしまう氣持ちもわかります。

私は絶対にヒールの高い靴を履くべきではないとまでは言いませんが、氣分を変えたい特別な日以外は、体に負担のかからないかかとの低い靴を選ぶことが、いつまでも快適に歩き続けるためのコツだと考えています。

「土踏まず」の重要な役割

意外に思われるかもしれませんが、本来、私たち人間は「立つ」という姿勢が得意な生き物ではありません。

人間は長い進化の過程で四足歩行から二足歩行に移行しましたから、安定しない二足で立つときには、私たちはいまだに無意識のレベルで転ばないように膝から下に力を入れて踏ん張ってしまう習性があるのです。

たとえば、もし長時間立ち続けるとしたら、みなさんは「畳」と「ふかふかの絨毯《じゅうたん》」の上では、どちらがラクだと思いますか？

答えは「畳」の上です。

絨毯の上に立ち続けようとすると、ふかふかで足元が不安定ですから、ただでさえ無意識に踏ん張っているのに、さらにそこに力を入れることになってしまいます。安定を求めて脛やふくらはぎが余計な緊張を強いられるので疲れてしまうのです。

一方、畳の上では足元が安定していますから、足の裏のアーチを使って素早く効率的に体重を分散することができるわけです。

先ほども少し触れましたが、この足の裏のアーチである「土踏まず」の役割について考えてみましょう。

「アーチ」と聞いて、川などに架かっているアーチ橋を思い浮かべた方もいると思いますが、「土踏まず」も私たちの体重を支える土台であり、歩いたり走ったりするときに地面から受ける衝撃を和《やわ》らげて、膝や腰への負担を軽減するクッションの役割を果たしています。

この土踏まずのアーチを支えているのが「足根骨《そっこんこつ》」という7つの小さな骨です。アーチの下には足底筋《そくていきん》という筋肉があります。足根骨の7つの骨が上下左右に複雑に連携することで柔軟に動くアーチが形成されて、足底筋がそれを下から支えています。

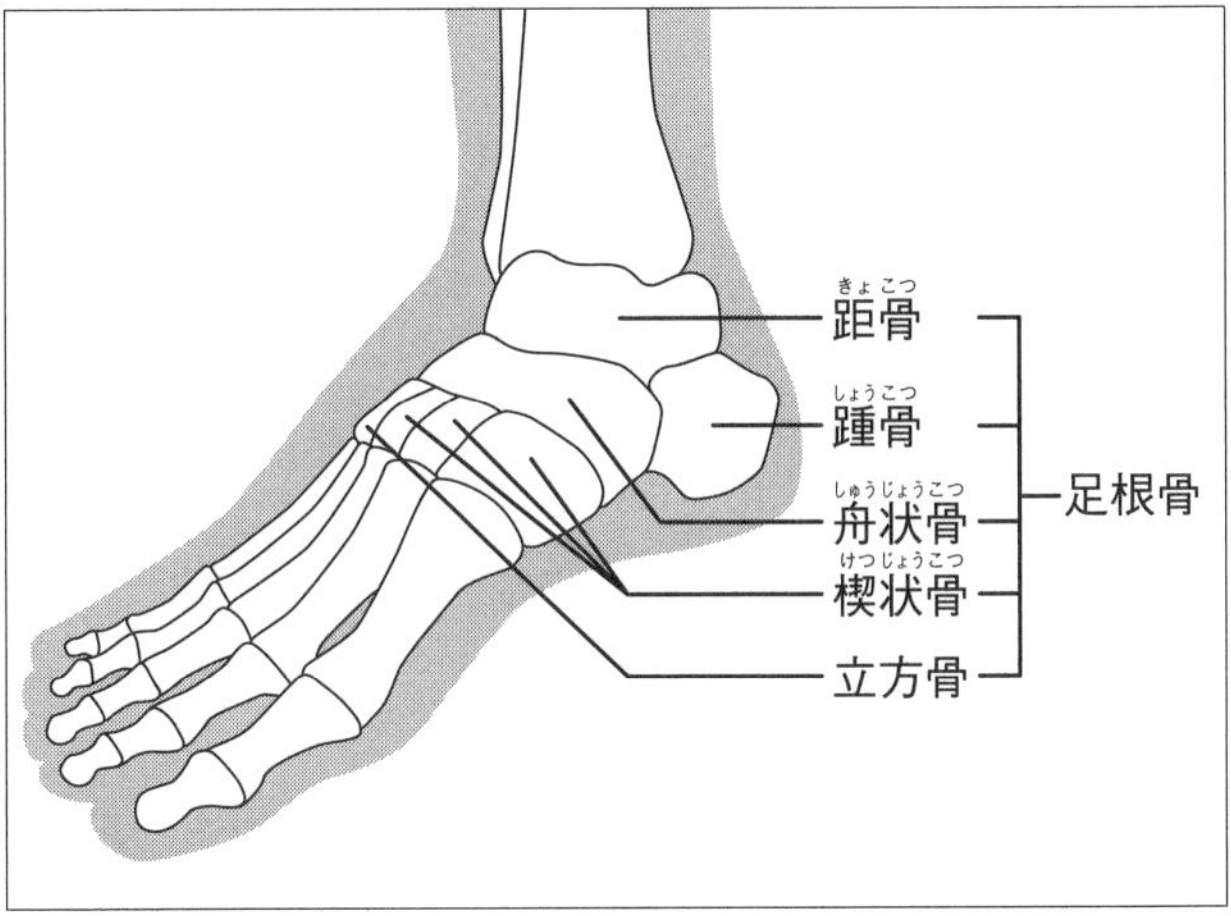

私たちが二本足で安定して動けるのはこの土踏まずに負うところが大きいのです。

ところが、つま先立ちの靴を履き続けると、この土踏まずのアーチが十分に機能しません。ハイヒールは極端な例ですが、程度の差こそあれ、男性の革靴や厚底のスポーツシューズでも同じことです。

また足根骨が詰まってしまうため、足首の関節、さらには膝関節、股関節の痛みにもつながります。

足裏や足首のマッサージをすると、足だけでなく膝や腰、肩のコリまで解

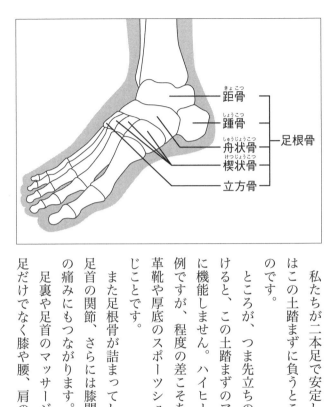

消してラクになったという経験がある方も多いと思います。それは足裏や足首のマッサージによって、土踏まずを覆《おお》う足根骨の詰まりがほぐれたからなのです。

インソールに効果はあるのか？

最近は、「ラクに歩ける」「足に負担がかからない」などという謳《うた》い文句で、様々なインソールが発売されています。

なかにはクッション性が高くて柔らかいものもあるようですが、ほんとうに効果があるのでしょうか？

私たちは「クッション性が高い」などと聞くと、つい体や脚に優しいと思ってしまいますが、実はそこに落とし穴が潜んでいます。

トランポリンで飛び跳ねて遊んだ直後に、地面を歩くときの感覚を思い浮かべてみてください。

地面が揺れているようなふわふわとした感覚がしばらく続きますよね。

柔らかくて不安定な弾力のある場所で立ったり跳ねたりしていると、先ほどの絨毯の上と同様で、私たちの体は安定を求めて必要以上に筋肉を使ってしまいます。無意識につい足を踏ん張ってしまうのです。

地面に降りても脚全体の緊張がとれず、膝がぬけたような状態になってうまく歩けないのはそのためです。

クッション性の高いインソールを入れて歩き続けると、まさにこれと同じ現象が起こります。足元がふんわりと柔らかいので、脚や体全体が緊張して疲労してしまうのです。

しかも、インソールで土踏まずのアーチをわざわざ塞《ふさ》いでいるので、衝撃を吸収するクッションとしての機能が低下して、足関節や膝関節、股関節にも負担をかけることになります。それが膝痛や腰痛、肩こりなど全身の不調につながっていくのです。

これは、インソールだけではなく、ソールの柔らかい厚底のスニーカーなどにも言えることです。

土を踏まないアーチ構造だから「土踏まず」なのに、「土踏んじゃった」にしたら意味がありません。

扁平足《へんぺいそく》の人がそれを補正するために入れるのならわかりますが、土踏まずのアーチがしっかりとある人にはインソールは必要ないと私は考えています。

5本指ソックスは履かないほうがいい

インソールに加えて、もうひとつ注意してほしいのが「5本指ソックス」です。

発売当初に水虫の予防や冷え性の改善、血行促進などの健康効果があるとされて流行《はや》ったのを覚えている方も多いのではないでしょうか。その後、踏ん張りが利く、力が入りやすい、などの理由でスポーツの世界にも浸透しましたが、一方では、外反母趾や扁平足につながるとの否定的な反応もよく耳にします。

この5本指ソックスについては賛否両論ありますが、私はやめた方がいいと考えています。なぜなら、ほとんどの人が足の指のつけ根まで引っぱってピッタリと履いてしまうので、浮き指になりやすいからです。

浮き指とは、足の指が床や靴底に接地していなかったり、接地していても指先に力が入り踏ん張れない状態のことです。

この浮き指になると、指を浮かした状態で全身を支えるのは難しいですから、体のバランスを崩して転倒しやすくなりますし、足底筋に過度の負担がかかるので、人によっては足底筋膜炎《そくていきんまくえん》を起こすこともあります。足底筋は膝の裏までつながっているので、膝を痛める原因にもなりかねません。

5本指ソックスを履いて足の裏や膝の裏に痛みや違和感を覚えるという人は、騙《だま》されたと思って履くのをやめてみてください。すぐに痛みが和らいで軽快になるはずです。

納得がいかないという方は、試しに5本指ソックスを履く前と後で、腕相撲をして比較してみてください。明らかに、履いていないときの方がパワーが出るのを実感できるはずです。

どうしても履きたいのなら、指の付け根までピタッとしっかり履かず、指半分ぐらいにすることをおすすめします。そうすれば指の緊張を抑えて、浮き指を防止することができます。

自分の足に合った靴の選び方

「足に合った靴を探すにはどうすればいいんですか？」

私はよく聞かれるのですが、これは実に難しい質問です。

足の型は人それぞれですから、サイズが適正だからといって、足に合っているとは言い切れません。なによりも心地よく歩けているのかどうか、その人の感覚が靴選びでは重要になってきます。

そこで、まず私がお伝えしたいのは、**足に正しく体重がかけられている状態で靴を選ぶ**ということです。

具体的には、「ダブルT」の立ち方で体に負担のかからない重心点を意識して試し履きをするのです。そうすれば、ある程度は足に合った靴を選ぶことができるでしょう。

正直に言うと、私も靴選びでは苦労させられてきました。

履いただけで骨格に働きかける靴はないものか、などと職業柄つい考えてしまうものですから、いろいろな靴を試し履きしても、なかなか理想の靴を見つけることができないのです。

ついには「ないのなら自分で作ってしまおう！」と思いたちました。

靴底のかかとから中指につながるラインに特殊なT字形の溝を彫ることで、履くだけで「ダブルTウォーク」と同じ効果がでる独自の靴を作ることにしたのです。そして、試行錯誤を経て、この度、やっと納得のいくかたちで完成させることができました（冒頭のカラーページでモデルの方が履いています）。

「ダブルT」の立ち方を土台にしたシューズなので、「WT-LINE®シューズ」と名付けましたが、溝の位置を何度も微調整したことで、草履《ぞうり》や足袋《たび》で歩いているような、自然で心地よい歩き方のできる靴になったと自負しています。

京都大学との共同研究

これまで、ご高齢の方が「骨ストレッチ」をすることで元氣になられていく姿を講習会で何度も目にして、私はもっと簡単に快適になってもらえる方法はないだろうかとずっと考えてきました。

それだけに、この「WT-LINE®シューズ」を歩行が困難になりつつあるご高齢の方に履いてもらいたいとの強い思いがあります。

ありがたいことに、試作品を履いてくださった京都大学大学院情報学研究科の加納学教授が、「WT-LINE®シューズ」が運動機能や歩行姿勢に与える影響について興味を示してくださって、この靴を履くことで体にどんな変化が生じるのかを検証するための共同研究が正式に始まっています。被験者に「WT-LINE®シューズ」を履いてもらい、体の動きや姿勢の変化などのデータを科学的に解析していきます。

被験者からは「背筋が伸びて姿勢がよくなった」「体が軽く感じられた」「スムーズに立ち上がれるようになった」「歩行器や杖への依存度が軽減した」などといった感想も寄せられています。

私も介護老人保健施設での要介護者を対象にした効果検証テストに立ち会い

ましたが、要介護の方々の姿勢や歩き方が明らかに改善していく様子を目の当たりにして、この靴の効果をあらためて実感させられました。

今後さらに効果検証テストとデータ解析を続けることで、自律神経に与える影響なども含めて、「WT-LINE®シューズ」の効果を科学的に示すことができるのではないかと考えています。

「靴底にT字形の溝を刻むだけで？」と不思議に思われる方もいらっしゃるかもしれませんが、これは私たちの体には靴底のわずかな違いを感じとれるだけの動物的な本能がまだ備わっている証しだとも思うのです。

子どもたちの体を守るためにできること

最近は大人だけではなく、子どもにも外反母趾や扁平足、さらには腰痛や膝痛に悩まされるケースが増加しています。

パソコンやゲーム、携帯電話など、室内で過ごす時間が長くなり、以前より歩かなくなったことも要因のひとつとしてあげられますが、私は間違った体の使い方や、足に合わない靴の影響が大きいのではないかと考えています。

成長期の子どもたちの体はとても不安定でデリケートです。この時期に、筋肉に頼った不自然な歩き方をしたり、かかとの高い厚底のスニーカーを履き続けていれば、体に不調を抱えるのも当然です。

子どもは大人以上に運動量が多いですから、歩き方や靴の影響がより体に出やすいのです。

それとは別に、中学、高校の部活などでの指導方法にも問題があると感じています。

指導者が「勝利至上主義」を掲げて無理なトレーニングを課すことで、子どもたちが体を痛めてしまい、その才能を摘《つ》み取られてしまうケースをよく目にするからです。

たとえば、サッカーの指導などでは「ラダートレーニング」がよく行われています。

これは、はしご状の器具の一つひとつのマスを俊敏に移動して、脚部の神経系の強化を目的とするトレーニングです。

ただ、両脚を速いピッチで動かさなければなりませんから、膝下で速く動こうとして、どうしても足を過度に踏ん張ることになってしまうのです。

いくら膝から下の末端の感覚を鍛えたとしても、人間の体は末端部だけを速く動かせたからといって、最大の動力源である体幹部との連動性が強化されるわけではありません。

それどころか、足を無理に踏ん張り続けることで、外反母趾などの骨格の変形や膝の痛みを抱えることになりかねないのです。

実際に、このトレーニングの直後に、腕をまわしたり、前屈をしてみると、体の動きが悪くなっているのがわかるはずです。

こんなに負担のかかるトレーニングを、体がまだ安定していない成長期から続けていたら、その影響が出ないわけがありません。

子どもたち一人ひとりの体力や特性を生かして、長期的な視点に立って伸ばしてあげるのが指導者の役目ではないでしょうか。

どんな靴を履かせるのか、どんなトレーニング法で指導するのか、これは大人の責任です。

「アキレス腱伸ばし」の弊害

ところで、みなさんは運動前のウォーミングアップに、脚を前後に開いてアキレス腱を伸ばすストレッチをしていませんか。

きっと、学校の体育の授業などでも、ケガの予防としてやらされてきた人が多いはずです。

驚かれるかもしれませんが、この体にいいと信じられてきた「アキレス腱伸ばし」は、実は柔軟性を高めるどころか、むしろ体を硬くして動きにくい状態にしてしまうストレッチなのです。

アキレス腱は一度伸ばすと、元に戻るまでに時間がかかります。それなのに、腱が戻りきらない伸びた状態で運動をすると、かえって捻挫《ねんざ》などケガをしやすくなるのです。

体の一部を無理に伸ばすことによって、全体のバランスが崩れて逆に体への負担が増してしまうのです。

このことはすでにスポーツ科学の研究分野でも指摘されていますから、最近はやっと日本のスポーツ指導者も、競技前にアキレス腱伸ばしをさせなくなってきたようです。

ただ、いきなりそう言われても、これまで当たり前のようにアキレス腱を伸ばしてきた人にはなかなか信じられないでしょう。

試しに、アキレス腱伸ばしをしている状態で、伸ばしている脚とは反対側の腕をまわしてみてください。何かひっかかっているようで思うようにまわらないはずです。逆に伸ばしている側の腕は普通にまわるでしょう。

あるいは、アキレス腱を伸ばす前と後で、5〜10メートルほど歩いて比べてみてください。明らかに伸ばした後のほうが体が重く感じられるはずです。

「体の声を聞く」ことで、やっとわかっていただけたと思いますが、快適な体を手にするためには、ときにはこれまでの常識を疑うことも必要なのです。思い込みは人間の悪い習性です。

これまで、頭で信じ込んできたことの誤りを、「体」は一瞬で教えてくれるのです。

自分の体の声を信じる勇氣

前にも書きましたが、私は現役時代に競技者としてケガや故障にさんざん苦しめられていたのに、それでも体の声に耳を傾けられず、それまでのトレーニング法に疑問を持つことがありませんでした。

自分のその苦い経験をふまえて、いまはっきり言えるのは、**体と心を快適にするためには「自分の体の声を聞く」のが重要**だということです。

自分の体の状態をいちばんよく知っているのは、他の誰でもないあなた自身なのです。

まわりの情報や価値観に振り回されることなく、どうか自分の感覚や感性を尊重してください。

自分の体を羅針盤《らしんばん》にして、心地よさを求めればいいのです。

自分が心地よいと感じるものを選び続ければ、自然と笑顔が生まれます。それこそが幸せな人生のカギだと私は信じています。

インソールや五本指ソックス、厚底スニーカーなどもそうですが、どんなに流行していたり、識者が推奨していても、自分の体の声に素直に耳を傾けてほしいのです。

「頭」は裏切りますが「体」は正直です。

「骨ストレッチ」の講習会には、腰痛や膝痛、肩こりなどの改善を目的とされる方も多くいらっしゃいますが、私は「痛みは体からのお手紙ですよ」とお伝えしています。

痛みや不調を感じたら、それは体からのサインなのです。それに氣づけるか、見逃すかはあなた次第です。

人間の体はすべて有機的につながっています。最先端の科学や医学でも解明しきれないことがまだたくさんありますが、同時に計り知れない治癒力を持っているのも人間の体なのです。

せっかく、体がSOSのメッセージをくれたのですから、それを受け入れて、改善する方法を考えていけばいいのです。

「骨ストレッチ」では、その方法が骨を意識して体幹をゆるめることであり、自分の体重を利用して歩くことなのです。

といっても、特別なトレーニングなどではなく、いたってシンプルですから無理なく続けられるはずです。

ウォーキングに限らず、**どんなトレーニングでも無理に頑張りすぎたら長続きしません。**「今日は調子が出ないからやめておこう」くらいでちょうどいいのです。頑張らずに、続けられるから心地よいのです。

ときには、これまでの自分の常識を疑ってみる勇氣も必要ですが、体の声を信じれば、自然と心地よい体が取り戻せます。

どうか自分の体の声に耳を傾ける心地よさを味わってください。

それこそが本当の自由自在、「自分自身が自由に在る」ということです。

あとがき

三十年ほど前、私は短距離のスプリンターとして、記録のためだけにひたすらトレーニングに励んでいました。残念ながらケガの多い競技人生でしたが、その経験があったからこそ「骨ストレッチ」を考案することができました。

二〇〇七年の誕生以来、いまではサッカー日本代表選手などのアスリートから、体に不調を抱えるご高齢の方まで、幅広く多くの方が実践してくださっています。

本書では「歩く」ことに絞ってお伝えしてきましたが、読んでいただければ分かる通り、「骨ストレッチ」のメソッドはどれも簡単ですので誰にでもできます。

効果もすぐに実感できますから、自分の体がいま何を求めているのかにも氣づいていただけるでしょう。実践することで体の声が自然と聞こえてくるのです。

どうか、骨を意識することで、体が求めているものを感じてください。

この「感じる力」こそが、あなたを心地よい状態に導いてくれます。

「歩く」ことは生活の基本ですから、快適に歩けるようになれば、それは「生きる力」にもつながっていきます。

本書で「歩く力」を身につけることで、幸せな人生を歩んでいただきたいと心から願っています。


最後になりますが、「WT-LINE®シューズ」に関する共同研究では京都大学の加納学教授、金尚弘助教、影山美帆研究員に大変お世話になりました。また、シューズの試作段階から氣にかけてくださった山彦庵の久野晃子先生の優しいお言葉にはいつも励まされてきました。この場を借りて、厚く御礼申し上げます。

また、私を支えてくれている骨ストレッチ認定指導員の小沼博子先生、小倉由美先生、安井章泰先生、尾形蘭先生にも心から感謝いたします。

松村卓

二〇二〇年四月

「骨ストレッチ」シリーズ好評既刊

文藝春秋刊

ゆるめる力　骨ストレッチ

骨を意識して身体をゆるめるだけで、日常生活は驚くほどラクになる。肩こり、腰痛、膝痛……。体の悲鳴を解決するストレッチの革命。簡単にできて、効果抜群！

やせる力　骨ストレッチ

ウエストが引き締まり、お腹もひっこむ。なによりも小顔になれる。心地よく全身の骨を連動させて行う脂肪燃焼ストレッチ。パーツ別、27の部分やせメソッド。

100歳まで元氣でいるための
寝たままできる骨ストレッチ

加齢に伴う衰えや痛みを解消するための寝たままでできるメソッドを中心に収録。とにかく簡単、寝床で30秒。これまでの常識を覆す、シニア世代のための健康法。

松村 卓（まつむら・たかし）

1968年生まれ。スポーツケア整体研究所代表。中京大学体育学部体育学科卒業。陸上短距離のスプリンターとして全日本実業団6位などの実績を持つ。引退後、ケガが多かった現役時代のトレーニング法を根底から見直し、筋肉ではなく骨の活用法に重点を置いた「骨ストレッチ」を考案。仙台を拠点に全国各地で講習会を行い、多くのアスリートや体に不安を抱える人たちの指導にあたる。著書に『ゆるめる力 骨ストレッチ』『やせる力　骨ストレッチ』『100歳まで元氣でいるための寝たままできる骨ストレッチ』『「筋肉」よりも「骨」を使え!』（共著・甲野善紀）など。

・スポーツケア整体研究所　http://www.sportcare.info
・WT-LINE® シューズ公式オンラインショップ
https://wtline.jp/

ブックデザイン　番 洋樹
写真　志水 隆
モデル　本間ゆかり
ヘアメイク　猪狩友介
編集協力　小林浩子

歩《ある》く力《ちから》　骨《ほね》ストレッチ式《しき》ウォーキング

2020年5月15日　第1刷発行

著　者　松村《まつむら》　卓《たかし》
発行者　島田　真
発行所　株式会社　文藝春秋
〒102-8008　東京都千代田区紀尾井町3-23
電話 03-3265-1211
印　刷　光邦
製　本　大口製本

ISBN978-4-16-391206-6